ALONGUE-SE

Dados Internacionais de Catalogação na Publicação (CIP)
Angélica Ilacqua CRB-8/7057

Anderson, Bob A.
 Alongue-se / Bob A. Anderson ; ilustrações Jean E. Anderson ; tradução Denise Maria Bolanho. – São Paulo : Summus, 2025.
 240 P.

Edição de 40º aniversário
Bibliografia
ISBN 978-65-5549-164-7
Título original: Stretching

1. Alongamento (Fisiologia) 2. Exercício I. Título II. Anderson, Jean E. 3. Bolanho, Denise Maria

25-1241 CDD 612.741

Índices para catálogo sistemático:

1. Alongamento (Fisiologia)

www.summus.com.br

EDITORA AFILIADA

Compre em lugar de fotocopiar.
Cada real que você dá por um livro recompensa seus autores
e os convida a produzir mais sobre o tema;
incentiva seus editores a encomendar, traduzir e publicar
outras obras sobre o assunto;
e paga aos livreiros por estocar e levar até você livros
para a sua informação e o seu entretenimento.
Cada real que você dá pela fotocópia não autorizada de um livro
financia o crime
e ajuda a matar a produção intelectual de seu país.

Bob Anderson

Ilustrações de Jean Anderson

ALONGUE-SE
Edição de 40º aniversário

summus editorial

Do original em língua inglesa
STRETCHING – 40th anniversary edition
Copyright © 1980, 2000, 2010, 2020 by Robert A. Anderson e Jean E. Anderson
Shelter Publications Inc., Bolinas, California, USA
Direitos desta tradução adquiridos por Summus Editorial

Editora executiva: **Soraia Bini Cury**
Coordenação editorial: **Janaína Marcoantonio**
Tradução: **Débora Isidoro (p. 129-141; 233) e Denise Maria Bolanho**
Revisão: **Débora Isidoro**
Capa: **David Wills**
Imagem de capa: **Shelter Publications, Inc.**
Diagramação: **Crayon Editorial e Natalia Aranda**

Summus Editorial
Departamento editorial
Rua Itapicuru, 613 – 7º andar
05006-000 – São Paulo – SP
Fone: (11) 3872-3322
Fax: (11) 3872-7476
http://www.summus.com.br
e-mail: summus@summus.com.br

Atendimento ao consumidor
Summus Editorial
Fone: (11) 3865-9890

Vendas por atacado
Fone: (11) 3873-8638
Fax: (11) 3873-7085
e-mail: vendas@summus.com.br

Impresso no Brasil

SUMÁRIO

Começando 7
Introdução 8
Quem deve fazer alongamentos 10
Quando fazer alongamentos.................. 10
Por que fazer alongamentos? 11
Como fazer alongamentos.................... 12
Aquecendo e esfriando...................... 14
Começando 15

Os alongamentos.................... 23
Guia de alongamentos 24
Alongamentos relaxantes para as costas......... 26
Alongamentos para pernas, pés e tornozelos..... 34
Alongamentos para costas, ombros e braços 42
Sequência de alongamentos para as pernas 49
Alongamentos para a região inferior das costas,
 quadris, virilhas e tendões................ 54
Alongamentos para costas, quadris e pernas..... 63
Elevação dos pés 68
Alongamentos em pé para pernas e quadris 71
Alongamentos em pé para o tronco............ 79
Alongamentos numa barra fixa 85
Alongamentos para o tronco usando uma toalha.. 86
Sequência de alongamentos para mãos,
 punhos e antebraços 88
Alongamentos na posição sentada............. 90
Alongamentos avançados para pernas e
 virilhas com os pés elevados 94
Alongamentos para virilhas e quadris
 com as pernas afastadas 97
Aprendendo a fazer aberturas 101

Séries de alongamentos
Atividades diárias 105
Pela manhã............................. 106
Antes de dormir 107
Alongamentos diários 108
Alongamentos para mãos, braços e ombros..... 110
Alongamentos para pescoço, ombros e braços .. 111
Alongamentos para tensão na região
 inferior das costas 112
Alongamentos para pernas, virilhas e quadris .. 114
Alongamentos espontâneos 115
Alongamentos para operários............... 116
Depois de sentar 118
Antes e depois da jardinagem............... 119
Alongamentos para pessoas acima de 60 anos... 120
Alongamentos para crianças................ 122
Assistindo à televisão 124
Antes e depois de andar................... 125
Alongamentos para viajantes 126
Alongamentos no avião 127

Alongamento em tempos de computadores e *smartphones*.... 129
Alongamentos à mesa (do computador) 130
Alongamentos para operadores de teclado...... 132
Alongamentos *on-line* 133
Alongamentos para artistas gráficos........... 134
Alongamentos antiestresse 135
Problemas de saúde relacionados ao uso de celular . 136
Alongamentos e o celular (sentado)........... 139
Alongamentos e o celular (em pé) 140
A importância da atividade física 141

Séries de alongamentos
Esportes e atividades............ 143
Alpinismo/escalada 144
Artes marciais 146
Badminton 148
Basquete 150
Beisebol/*softball*....................... 152
Boliche 154
Caminhada 156
Caminhada com bastões 158
Canoagem 160
Ciclismo 162
Corrida 164
Esportes equestres 166
Esqui *cross-country*..................... 168
Esqui *downhill*......................... 170
Exercício aeróbico....................... 172
Futebol 174
Futebol americano 176
Ginástica.............................. 178
Golfe 180
Halterofilismo 182
Hóquei sobre o gelo 184
Luta livre 186
Motocross............................ 188
Mountain biking 190
Natação............................... 192
Patinação no gelo 194
Patins *inline* 196
Remo................................. 198
Rodeio 199
Snowboarding 200
Surfe 202
Tênis 204
Tênis de mesa 206
Tênis de praia, handebol e *squash* 208
Triatlo 210
Vôlei 212
Windsurfe 214
Para professores e treinadores 216

Apêndice..................... 217
Cuidados com as costas 218
Alongamento dinâmico.................... 221
Alongamentos com FNP 222
Ferramentas............................ 226
Prescrições para alongamentos 228
Índice remissivo 230
Leitura recomendada..................... 233

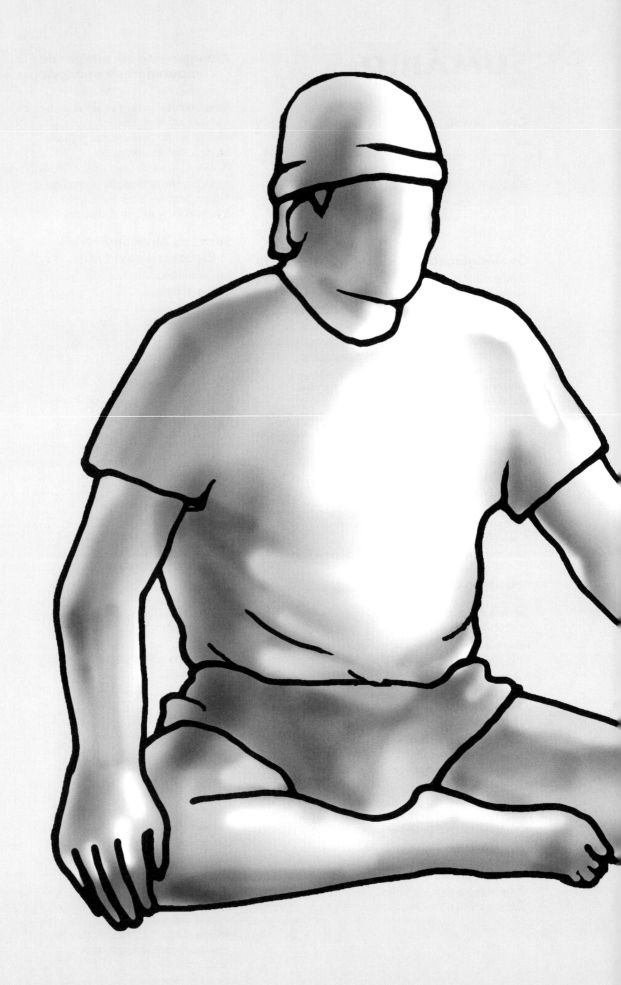

COMEÇANDO

Esta primeira seção é uma introdução ao alongamento. É muito importante ler o tópico "Como fazer alongamentos" (p. 12-13) para compreender como executar todos os alongamentos do livro. Se você nunca fez alongamentos, a seção "Começando" (p. 15-21) contém uma série de alongamentos simples.

Introdução 8
Quem deve fazer alongamentos 10
Quando fazer alongamentos 10
Por que fazer alongamentos? 11
Como fazer alongamentos 12
Aquecendo e esfriando 14
Começando 15

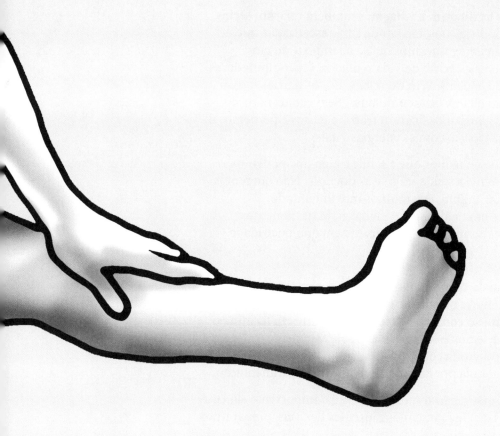

Introdução

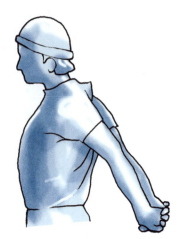

Hoje, milhões de pessoas estão descobrindo os benefícios do movimento. Para onde quer que se olhe, elas estão andando, correndo, andando de bicicleta, de patins, jogando tênis ou nadando. O que elas esperam obter? Por que esse interesse relativamente súbito pela boa forma física?

Estudos recentes mostram que as pessoas ativas levam uma vida mais completa. Elas têm mais energia, resistem às doenças e mantêm a boa forma física. São mais autoconfiantes, menos deprimidas e, em geral, mesmo em estágios avançados da vida, ainda trabalham com entusiasmo em novos projetos.

Pesquisas médicas demonstraram que muitas doenças estão diretamente relacionadas à falta de atividade física. A conscientização desse fato, acompanhada de um conhecimento mais amplo sobre os cuidados com a saúde, vem modificando os estilos de vida. O atual entusiasmo pelo movimento não é modismo. Sabemos agora que o único meio de prevenir os males da inatividade é permanecendo ativo — não por um mês ou um ano, mas ao longo de toda a vida.

* * * *

Nossos ancestrais não enfrentavam os problemas provocados pela vida sedentária; eles precisavam trabalhar para sobreviver. Permaneciam fortes e saudáveis devido a vigorosas e constantes atividades ao ar livre: cortando lenha, cavando, cultivando o solo, plantando, caçando, além de todas as outras tarefas diárias. Mas, com o advento da Revolução Industrial, as máquinas começaram a realizar o trabalho que antes era manual. À medida que as pessoas se tornaram menos ativas, começaram a perder a força e o instinto para o movimento natural.

É evidente que as máquinas facilitaram a vida, mas também criaram sérios problemas. Em vez de andar, dirigimos; em vez de subir escadas, usamos elevadores; enquanto antigamente estávamos quase o tempo todo em atividade, agora passamos a maior parte da vida sentados. Os computadores nos tornaram ainda mais sedentários. Sem exercícios físicos diários, nosso corpo tornou-se um depósito de tensões acumuladas. Sem canais naturais de saída para tensões, nossos músculos ficaram fracos e tensos e perdemos o contato com a nossa natureza física, com as energias vitais.

Mas os tempos mudaram. Descobrimos que a saúde é algo que podemos controlar, que podemos prevenir a saúde frágil e as doenças. Não queremos mais ficar sentados e estagnar. Agora, estamo-nos movimentando, redescobrindo as alegrias de uma vida ativa e saudável. Mais: podemos recuperar uma existência mais saudável e gratificante em qualquer idade.

* * * *

A capacidade de recuperação do corpo é fenomenal. Por exemplo, um cirurgião faz uma incisão, remove ou corrige o problema, depois faz a sutura. Daí em diante, o corpo assume o comando e cicatriza. A natureza termina o trabalho do cirurgião. Todos temos essa capacidade aparentemente milagrosa de recuperar a saúde, seja de alguma coisa drástica, como uma cirurgia, ou de uma condição física ruim causada por falta de atividade ou má alimentação.

E o que o alongamento tem que ver com tudo isso? Ele é o importante elo entre a vida sedentária e a vida ativa. Ele mantém os músculos flexíveis, prepara-nos para o movimento e ajuda a realizar a transição diária da inatividade para a atividade vigorosa sem tensões excessivas. É especialmente importante para aqueles que correm, andam de bicicleta, jogam tênis ou se dedicam a outros exercícios desgastantes, pois atividades como essas provocam tensão e rigidez. Alongando-se antes e depois de exercícios físicos, você manterá a flexibilidade e evitará lesões comuns, como problemas nos joelhos causados por corridas e dor nos ombros ou nos cotovelos provocada pela prática do tênis.

Com a tremenda quantidade de pessoas que se exercita hoje em dia, a necessidade de informações corretas é vital. É fácil fazer alongamentos, mas quando eles são executados de maneira errada podem ser mais prejudiciais do que benéficos. Por isso, é essencial compreender as técnicas corretas.

* * * *

Nas três últimas décadas, tenho trabalhado com equipes profissionais e amadoras de atletismo e participei de diversas aulas de medicina esportiva nos Estados Unidos. Ensinei aos atletas que o alongamento é uma forma simples e indolor de preparar-se para o movimento, e eles descobriram que alongar-se era gostoso e fácil. Depois de terem feito alongamentos regular e corretamente, evitaram lesões e exerceram suas habilidades ao máximo.

É gostoso fazer alongamentos quando procedemos de forma acertada. Não é necessário forçar limites ou tentar fazer mais a cada dia. Não entre numa competição particular para ver até onde consegue alongar-se. O alongamento deve ser adequado à sua estrutura muscular, à sua flexibilidade e aos diversos níveis de tensão. Regularidade e relaxamento são o mais importante. O objetivo é diminuir a tensão muscular para obter movimentos mais soltos e não concentrar o esforço para conseguir a extrema flexibilidade que muitas vezes conduz a distensões e lesões.

Podemos aprender muito observando os animais. Veja um gato: instintivamente, ele sabe alongar-se. Ele o faz de modo espontâneo, nunca alongando-se além do adequado, contínua e naturalmente preparando os músculos que precisará usar.

* * * *

Fazer alongamentos não provoca tensão. É algo tranquilo, relaxante e não competitivo. As sensações sutis e revigorantes do alongamento permitem que você entre em contato com seus músculos. É uma atividade totalmente ajustável à pessoa. Você não precisa submeter-se a nenhuma disciplina inflexível; o alongamento lhe proporciona a liberdade de ser você mesmo e gostar disso.

Qualquer um pode ficar em forma com o método certo. Não é preciso ser um grande atleta, mas é necessário praticar devagar, em especial no início. Dê ao corpo e à mente tempo para se acostumarem às tensões da atividade física. Comece a praticar de maneira relaxada e com regularidade. Não há como entrar em forma num único dia.

Quando estiver se alongando de forma regular e se exercitando com frequência, você aprenderá a apreciar os movimentos. Lembre-se de que cada pessoa é um ser único, física e mentalmente, com seus ritmos próprios confortáveis e agradáveis. Somos todos diferentes no que se refere à força, à resistência, à flexibilidade e ao temperamento. Se você conhecer seu corpo e suas necessidades, será capaz de desenvolver seu potencial pessoal e, aos poucos, de construir as bases da boa forma que vai durar a vida inteira.

Introdução **9**

QUEM DEVE FAZER ALONGAMENTOS

Todos podem aprender a fazer alongamentos, independentemente da idade ou da flexibilidade. Você não precisa estar no máximo da forma física nem ter habilidades atléticas específicas. As mesmas técnicas de alongamento se aplicam quer você fique sentado numa escrivaninha o dia todo, cave valas, faça o serviço doméstico, trabalhe em pé numa linha de montagem, dirija um caminhão, quer se exercite regularmente. Os métodos são suaves e fáceis, adaptando-se às diferenças individuais na tensão muscular e na flexibilidade. Portanto, se você é saudável, sem nenhum problema físico específico, pode aprender a fazer alongamentos de modo seguro e agradável.

> **Nota:** se você teve algum problema físico recente ou foi submetido a cirurgia, particularmente das articulações e dos músculos, ou está inativo ou sedentário há algum tempo, por favor consulte seu médico antes de iniciar um programa de alongamentos ou de exercícios.

QUANDO FAZER ALONGAMENTOS

Os alongamentos podem ser feitos sempre que você sentir vontade: no trabalho, no carro, esperando o ônibus, andando na rua, na sombra gostosa de uma árvore, após uma caminhada ou na praia. Alongue-se antes e depois da atividade física, mas também em diversos momentos do dia, sempre que puder. Eis alguns exemplos:

- pela manhã, antes de iniciar o dia;
- no trabalho, para aliviar tensões;
- depois de ficar sentado ou em pé por muito tempo;
- quando se sentir tenso;
- em diferentes momentos do dia, por exemplo, assistindo à televisão, ouvindo música, lendo ou sentado conversando.

POR QUE FAZER ALONGAMENTOS?

Os alongamentos devem fazer parte da sua vida diária porque relaxam a mente e regulam o corpo. Você descobrirá que a prática regular de alongamentos:

- diminui a tensão muscular e deixa o corpo mais relaxado;
- melhora a coordenação, permitindo movimentos mais soltos e fáceis;
- aumenta a amplitude de movimentos;
- ajuda a prevenir lesões como distensões musculares (um músculo forte, flexível e previamente alongado resiste melhor ao esforço do que um músculo forte, rígido, não alongado);
- facilita atividades desgastantes como corrida, esqui, tênis, natação e ciclismo, preparando o corpo para entrar em atividade; é uma forma de avisar os músculos que eles estão prestes a ser utilizados;
- ajuda a manter o seu atual nível de flexibilidade, tornando-o, com o passar do tempo, cada vez menos rígido;
- desenvolve a consciência corporal: ao alongar diversas partes do corpo, você se concentra nelas e entra em contato com elas – você começa a se conhecer;
- ajuda a diminuir o controle da mente sobre o corpo para que ele possa se movimentar "pelo próprio bem" e não motivado por competição ou vaidade;
- é gostosa.

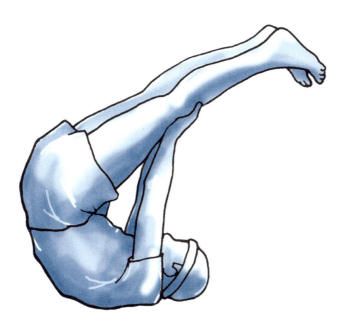

Como fazer alongamentos

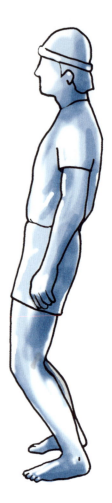

É fácil aprender a fazer alongamentos, mas há o modo certo e o errado de executá-los. O modo certo é o alongamento relaxado, prolongado, com a atenção focalizada nos músculos que estão sendo trabalhados. O modo errado (infelizmente praticado por muitas pessoas) é balançar o corpo para cima e para baixo ou alongar-se até sentir dor. Na verdade, esses métodos podem causar mais danos do que benefícios.

Alongando-se regular e corretamente, você descobrirá que cada movimento se torna cada vez mais fácil. Levará algum tempo para relaxar músculos ou grupos musculares contraídos, o que será rapidamente esquecido quando você começar a se sentir bem.

Alongamento suave

Quando você começar a se alongar, gaste de 5 a 15 segundos no alongamento suave. Não balance! Vá até onde sentir uma pequena tensão e relaxe enquanto sustenta o alongamento. A sensação de tensão deve diminuir enquanto você mantém a posição. Se isso não acontecer, ceda um pouco até encontrar um grau de tensão que seja confortável, até você poder dizer: "Sinto o alongamento, porém não sinto dor". O alongamento suave diminui a tensão e a rigidez musculares e prepara os tecidos para o alongamento progressivo.

Alongamento progressivo

Após o alongamento suave, passe lentamente para o progressivo. De novo, não balance. Alongue-se uma fração de centímetro a mais, até sentir uma leve tensão, e sustente por 5-15 segundos. Mantenha o controle. Aqui também a tensão deve diminuir. Caso isso não aconteça, ceda um pouco. Lembre-se: se a tensão aumentar enquanto o alongamento for mantido e/ou tornar-se dolorosa, você está exagerando! O alongamento progressivo regula os músculos e aumenta a flexibilidade.

Respiração

A respiração deve ser lenta, ritmada e controlada. Ao se inclinar para a frente para fazer um alongamento, expire enquanto se inclina e, a seguir, respire lentamente enquanto mantém a posição. Não prenda a respiração enquanto estiver se alongando. Se alguma postura inibir seu padrão natural de respiração, é óbvio que você não está relaxado. Apenas diminua a intensidade do alongamento e respire de forma natural.

Contagem

A princípio, conte em silêncio os segundos de cada alongamento. Assim você mantém a tensão adequada por tempo suficiente. Depois de algum tempo, você estará se alongando de acordo com a sua sensação, sem distrair-se com a contagem.

O reflexo de estiramento

Nossos músculos estão protegidos por um mecanismo denominado reflexo de estiramento. Toda vez que estiramos demais as fibras musculares (seja balançando o corpo, seja alongando em excesso) um reflexo neuronal reage enviando um sinal para os músculos contraírem, impedindo que eles sofram lesões. Assim, o alongamento excessivo contrai os músculos que você está tentando alongar! (Uma reação muscular involuntária semelhante ocorre quando por acidente tocamos uma superfície quente; antes de podermos pensar, o corpo afasta-se rapidamente do calor.)

Alongar-se demais ou balançar para cima e para baixo força os músculos e ativa o reflexo de estiramento. Isso provoca dor e danos físicos em virtude da laceração microscópica das fibras musculares – o que, por sua vez, leva à formação de cicatrizes nos tecidos musculares, com perda gradual de elasticidade. Os músculos tornam-se rígidos e doloridos. É difícil sentir entusiasmo com exercícios e alongamentos diários quando se está forçando o corpo até sentir dor!

Com dor não adianta

Na escola, muitos de nós fomos condicionados à ideia de que "sem dor não adianta". Aprendemos a associar a dor com o progresso físico, e nos ensinaram que, "quanto mais dor, melhor". Não se deixe enganar. Se executado corretamente, o alongamento não provoca dor. Aprenda a prestar atenção ao seu corpo, pois a dor indica que algo está errado.

Os alongamentos suave e progressivo, descritos anteriormente, não ativam o reflexo de estiramento nem provocam dor.

Este diagrama lhe dará uma ideia de um "bom alongamento"

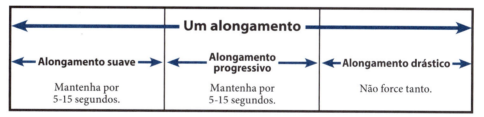

O diagrama de linha contínua representa o alongamento possível aos músculos e ao tecido conjuntivo. Você vai descobrir que sua flexibilidade aumentará naturalmente; primeiro na fase dos alongamentos suaves, depois na dos alongamentos progressivos. Alongando-se com regularidade e permanecendo relaxado, você será capaz de ir além dos seus limites atuais, aproximando-se mais do seu potencial pessoal.

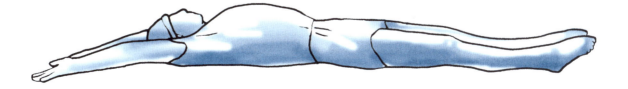

Como fazer alongamentos

Aquecendo e Esfriando

Aquecendo

Nos últimos anos, surgiram algumas controvérsias a respeito de fazer alongamentos antes de um aquecimento. Se você vai fazer alongamentos, sofrerá algum tipo de lesão se não se aquecer antes? Não se você alongar-se confortavelmente, sem forçar. Contudo, antes de alongar-se, sugiro que você execute diversos movimentos por alguns minutos (andar e balançar os braços etc.) para aquecer os músculos e os tecidos moles, estimulando a circulação sanguínea. Você ainda precisa alongar-se corretamente, tendo ou não feito um aquecimento.

Alguns corredores relataram que tendem mais a sofrer lesões quando não se aquecem antes de fazer alongamentos. É possível sofrer lesões alongando-se se você:

- estiver com muita pressa (não relaxado);
- forçar demais, cedo demais (alongando excessivamente um músculo frio);
- não estiver prestando atenção à sensação do movimento.

Você não sofrerá lesões fazendo alongamentos se eles forem executados de maneira correta (p. 12-13). Se você estiver prestando atenção à sensação do alongamento, perceberá até onde deve alongar-se; sintonize-se com o seu corpo.

Se você vai participar de uma atividade como corrida ou ciclismo, aconselho-o a fazer um aquecimento da atividade que vai executar, porém com menor intensidade. Por exemplo, se for correr, caminhe ou faça *cooper* por 2 a 5 minutos até transpirar um pouco. (Andar e fazer *cooper* é um aquecimento básico bom para muitas atividades, pois aumenta a temperatura dos músculos e do sangue e eleva a temperatura corporal total para proporcionar um aquecimento eficaz.) Então, faça os alongamentos.

Depois de alongar-se, continue se aquecendo por mais 5 minutos para realizar um aquecimento total.

Esfriando

Inversamente, você deve esfriar o corpo após o exercício executando uma versão mais suave do exercício principal, diminuindo os batimentos cardíacos até chegar ao seu ritmo normal, de repouso. Então, alongue-se para evitar dor e rigidez musculares.

COMEÇANDO

Aqui, vamos demonstrar a execução de nove alongamentos que o ajudarão a compreender a frase "Acompanhe a sensação do alongamento". Depois de entender essa técnica, será fácil aprender e utilizar os alongamentos deste livro.

> **Nota:** as áreas sombreadas indicam as partes do corpo nas quais é provável que você sinta os alongamentos, mas como não existem duas pessoas iguais talvez você sinta o alongamento em outra área além das assinaladas.

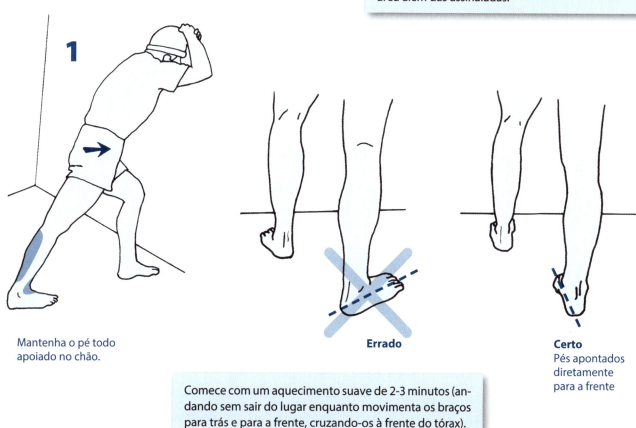

Mantenha o pé todo apoiado no chão.

Errado

Certo
Pés apontados diretamente para a frente

> Comece com um aquecimento suave de 2-3 minutos (andando sem sair do lugar enquanto movimenta os braços para trás e para a frente, cruzando-os à frente do tórax).

Iniciaremos com um alongamento da panturrilha. Apoie os antebraços na parede ou em outro lugar. Descanse a testa sobre o dorso das mãos. Flexione um joelho e aproxime-o do apoio. A perna de trás deve estar esticada, com o pé totalmente apoiado no chão e apontado para a frente ou voltado para dentro.

Agora, sem mudar a posição dos pés, mova lentamente os quadris para a frente, mantendo a perna de trás esticada e o *pé todo apoiado no chão*. Crie uma *sensação suave* de alongamento no músculo da panturrilha.

Por 5-10 segundos, mantenha um alongamento suave e então acentue um pouco mais, sustentando um alongamento progressivo por 10 segundos. Não exagere. Agora, alongue a outra panturrilha. Uma perna parece estar diferente da outra? Uma perna está mais flexível do que a outra?

Alongamento da virilha na posição sentada: a seguir, sente-se no chão. Com as mãos, una a sola dos pés. Incline-se para a frente a partir dos quadris, até sentir um alongamento suave na virilha. Sustente-o por 5-15 segundos. Se você estiver alongando-se corretamente, sentirá uma sensação agradável; quanto mais o alongamento for mantido, menos você deverá senti-lo. Se possível, sem forçar, deixe os cotovelos apoiados na parte externa das pernas, para obter estabilidade e equilíbrio.

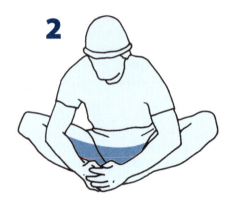

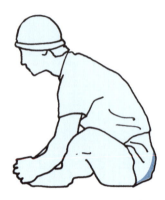

Expire enquanto faz o alongamento. Respire lenta e ritmadamente enquanto ele é mantido. Relaxe o maxilar e os ombros.

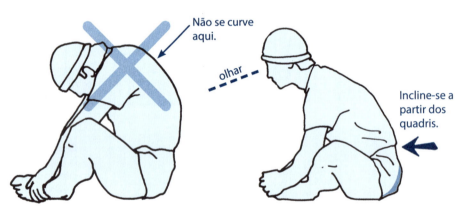

Não se incline para a frente a partir da cabeça e dos ombros. Isso arredonda os ombros e pressiona a parte inferior das costas.

Concentre-se para fazer o movimento inicial para a frente a partir dos quadris. Mantenha a região inferior das costas reta. Olhe para a frente.

Depois de sentir que a tensão diminuiu, aumente o alongamento delicadamente inclinando-se um pouco mais para a frente. Agora a sensação do alongamento deve ser um tanto mais intensa, mas não dolorosa. Sustente a postura por cerca de 15 segundos. Quanto mais o alongamento for mantido, mais a sensação de tensão deve diminuir. Saia devagar da posição. Por favor, não faça movimentos bruscos, rápidos ou de balanço!

> Alongue-se pela sensação do alongamento, não para ver até onde você consegue alongar-se.

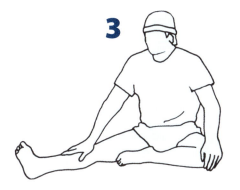

A seguir, estique a perna direita enquanto mantém a perna esquerda flexionada. A sola do pé esquerdo deve estar voltada para a parte interna da coxa direita. Não "trave" o joelho da perna esticada. Você está numa posição de perna esticada e joelho flexionado.

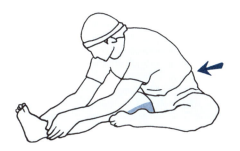

Agora, para alongar a parte posterior do joelho e o lado esquerdo da região inferior das costas (algumas pessoas sentirão um alongamento aí, outras não), incline-se para a frente a partir dos quadris, enquanto expira, até sentir um alongamento muito suave. Mantenha por 5-15 segundos. Respire lenta e ritmadamente. Toque os quadríceps de sua coxa direita para ter certeza de que esses músculos estão relaxados. Eles devem estar macios, não rígidos.

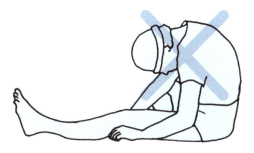

Não faça o movimento inicial com a cabeça e os ombros. Não tente encostar a testa no joelho, pois isso só vai arredondar os ombros.

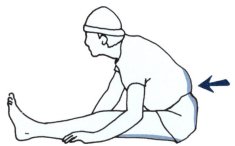

Comece o alongamento a partir dos quadris. Mantenha o queixo em posição neutra. Deixe os ombros e os braços relaxados.

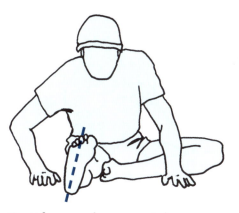

Certifique-se de que o pé da perna que está sendo alongada esteja voltado para cima, com o tornozelo e os dedos relaxados. Isso vai mantê-lo alinhado ao tornozelo, passando pelo joelho, até o quadril.

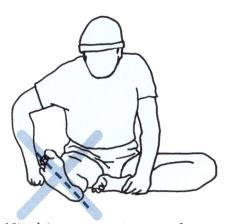

Não deixe a perna virar para fora, pois isso desalinha a perna e o quadril.

Começando **17**

Se você não é muito flexível, use uma toalha em torno da sola do pé para fazer este alongamento.

Depois que a sensação do alongamento suave tiver diminuído, passe lentamente para o alongamento progressivo por 5-15 segundos. Talvez você precise inclinar-se para a frente apenas uma fração de centímetro. Não se preocupe em saber até onde você consegue ir. Lembre-se: todos somos diferentes uns dos outros.

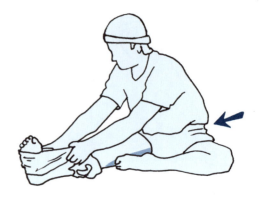

Lentamente, saia do alongamento. Execute o mesmo movimento do outro lado. Mantenha a parte anterior da coxa relaxada e o pé voltado para cima, com o tornozelo e os dedos relaxados. Faça um alongamento suave por 15 segundos e então, bem devagar, passe para a fase progressiva e sustente por 5-15 segundos.

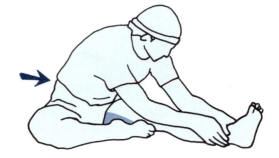

> É necessário tempo e sensibilidade para alongar-se de forma correta.

Desenvolva sua habilidade para fazer alongamentos pelo modo como você se sente e não verificando até onde consegue alongar-se.

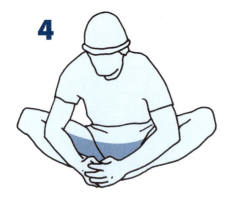
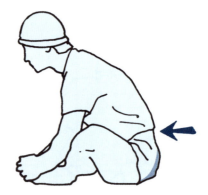

Repita o alongamento da virilha na posição sentada. Como você se sente em relação ao primeiro alongamento? Houve alguma mudança?

18 Começando

Várias coisas são mais importantes do que concentrar-se exclusivamente no aumento da flexibilidade:

1. Relaxamento de áreas tensas como pés, mãos, punhos, ombros e maxilar durante os alongamentos.
2. Aprender a descobrir e a controlar a quantidade correta de tensão em cada alongamento.
3. Consciência da região inferior das costas, da cabeça e dos ombros e do alinhamento da perna durante o alongamento.
4. Adaptação a mudanças diárias, pois todos os dias o corpo muda um pouco.

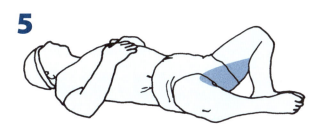

Alongamento das virilhas na posição deitada: deite-se de costas, com as solas dos pés unidas. Deixe os joelhos tombarem para os lados. Relaxe os quadris e permita que a gravidade promova um alongamento muito suave nas virilhas. Permaneça nessa posição bastante relaxada por 40 segundos. Respire profundamente.

Elimine qualquer tensão. Aqui, a sensação de alongamento será sutil.

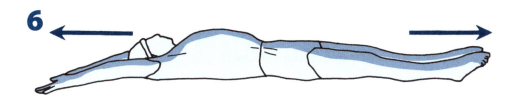

Alongamento propriamente dito: lentamente, estenda as duas pernas. Com os braços acima da cabeça, estique as mãos e os dedos dos pés. Mantenha por 5 segundos e relaxe. Repita 3 vezes. Cada vez que você alongar, contraia suavemente os músculos abdominais para afinar a região do meio do corpo. Isso provoca uma sensação bem agradável, pois alonga os braços, os ombros, a coluna e o abdome, bem como os músculos da caixa torácica, os pés e os tornozelos. Este é um ótimo alongamento para ser feito na cama, pela manhã, antes de iniciar qualquer atividade.

7

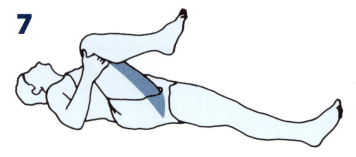

A seguir, flexione um joelho e puxe-o suavemente na direção do tórax, até sentir um alongamento suave. Mantenha por 30 segundos. Talvez você sinta um alongamento na região inferior das costas e na parte posterior da coxa. Se, porém, não sentir nada, não se preocupe. Esta é uma excelente posição para o corpo inteiro, benéfica para a região inferior das costas e muito relaxante, quer você esteja ou não sentindo o alongamento. Faça de ambos os lados e compare. Não prenda a respiração.

> Comece a se conhecer aos poucos.

8

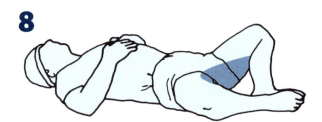

Repita o alongamento da virilha na posição deitada por 30 segundos. Elimine qualquer tensão nos pés, nas mãos e nos ombros. Se quiser, faça este alongamento de olhos fechados.

Como sentar a partir da posição deitada

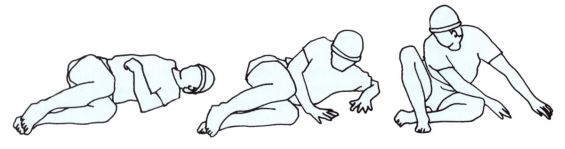

Flexione os joelhos e vire-se para o lado. Deitado de lado, use as mãos para erguer-se e sentar-se. Utilizando as mãos e os braços dessa maneira, você elimina a pressão ou a tensão das costas.

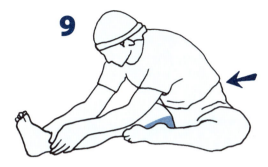

Agora, repita os alongamentos para os tendões. Houve alguma mudança? Você se sente mais flexível e menos tenso do que antes?

RESUMO

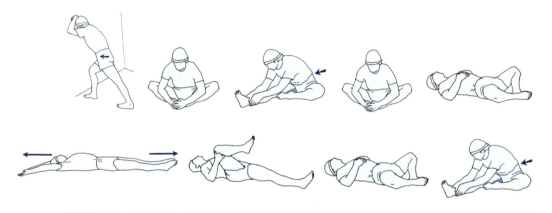

Estes são apenas alguns alongamentos para começar. Quero que você compreenda que fazer alongamentos não é uma competição de flexibilidade. Sua flexibilidade vai melhorar naturalmente com os alongamentos adequados. Faça-os com prazer.

> Depois de algum tempo, a duração dos alongamentos (20-30 segundos) vai variar. Talvez você queira sustentar um alongamento por mais tempo porque está mais tenso nesse dia, ou simplesmente porque está "curtindo" determinada postura. Ou talvez você não queira manter um alongamento por esse tempo quando o seu corpo estiver bastante flexível, mantendo-o por 5-15 segundos. Lembre-se de que cada dia é diferente do outro, portanto determine a duração de cada alongamento de acordo com o que estiver sentindo no momento.

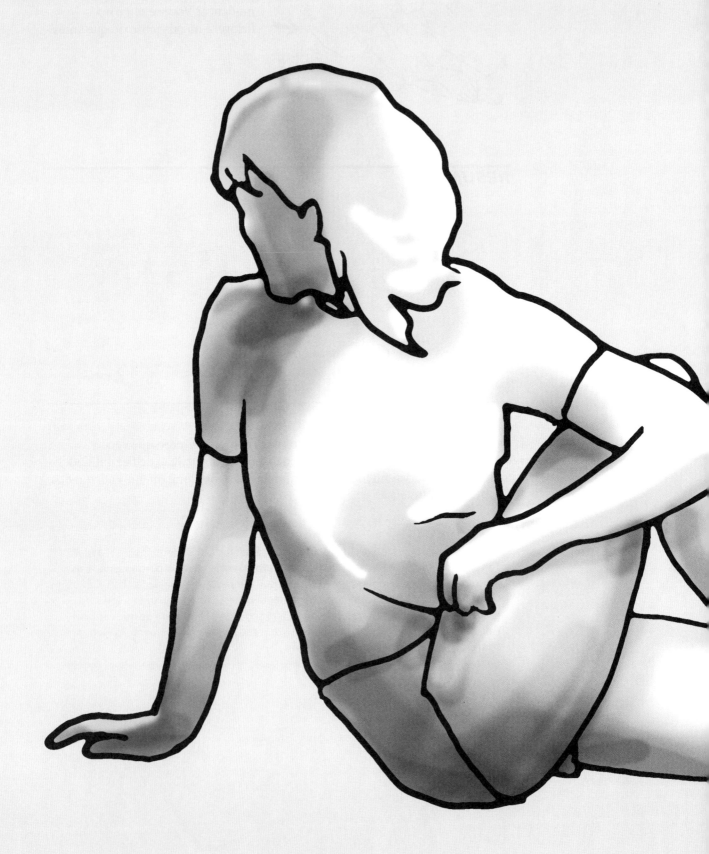

OS ALONGAMENTOS

Na seção seguinte (p. 26-103) estão todos os alongamentos do livro, com instruções para cada posição. Eles estão agrupados segundo as partes do corpo e apresentados em sequência, mas cada um deles pode ser executado em separado sem completar a série.

Nota: você não precisa alongar-se até o ponto indicado pelas ilustrações. Alongue-se de acordo com as suas sensações, sem tentar imitar os desenhos. Adapte cada alongamento à sua flexibilidade particular, que muda diariamente.

Aprenda a fazer alongamentos para as várias partes do corpo, concentrando-se primeiro nas áreas de maior tensão ou rigidez. As páginas 24 e 25 trazem um guia dos diversos músculos e das partes do corpo, com referências para as páginas em que cada um pode ser localizado neste livro.

Guia de alongamento 24
Alongamentos relaxantes para as costas . 26
Alongamentos para pernas, pés e tornozelos 34
Alongamentos para costas, ombros e braços..................... 42
Sequência de alongamentos para as pernas...................... 49
Alongamentos para a região inferior das costas, quadris, virilhas e tendões ... 54
Alongamentos para costas, quadris e pernas..................... 63
Elevação dos pés...................... 68
Alongamentos em pé para pernas e quadris.................... 71
Alongamentos em pé para o tronco 79
Alongamentos numa barra fixa 85
Alongamentos para o tronco usando uma toalha 86
Sequência de alongamentos para mãos, punhos e antebraços 88
Alongamentos na posição sentada 90
Alongamentos avançados para pernas e virilhas com os pés elevados 94
Alongamentos para virilha e quadris com as pernas afastadas 97
Aprendendo a fazer aberturas 101

GUIA DE ALONGAMENTOS

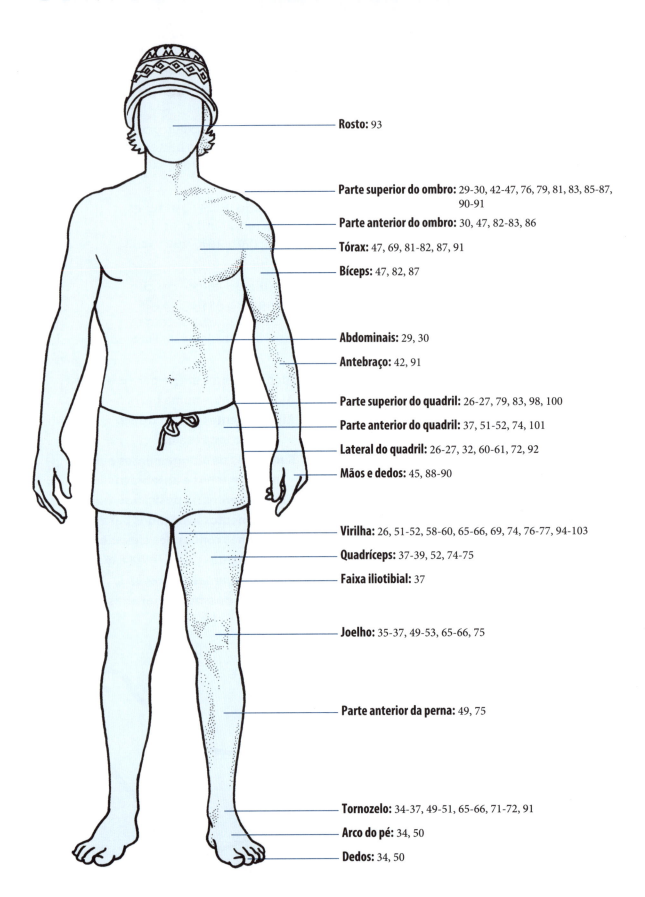

- **Rosto:** 93
- **Parte superior do ombro:** 29-30, 42-47, 76, 79, 81, 83, 85-87, 90-91
- **Parte anterior do ombro:** 30, 47, 82-83, 86
- **Tórax:** 47, 69, 81-82, 87, 91
- **Bíceps:** 47, 82, 87
- **Abdominais:** 29, 30
- **Antebraço:** 42, 91
- **Parte superior do quadril:** 26-27, 79, 83, 98, 100
- **Parte anterior do quadril:** 37, 51-52, 74, 101
- **Lateral do quadril:** 26-27, 32, 60-61, 72, 92
- **Mãos e dedos:** 45, 88-90
- **Virilha:** 26, 51-52, 58-60, 65-66, 69, 74, 76-77, 94-103
- **Quadríceps:** 37-39, 52, 74-75
- **Faixa iliotibial:** 37
- **Joelho:** 35-37, 49-53, 65-66, 75
- **Parte anterior da perna:** 49, 75
- **Tornozelo:** 34-37, 49-51, 65-66, 71-72, 91
- **Arco do pé:** 34, 50
- **Dedos:** 34, 50

24 Os alongamentos

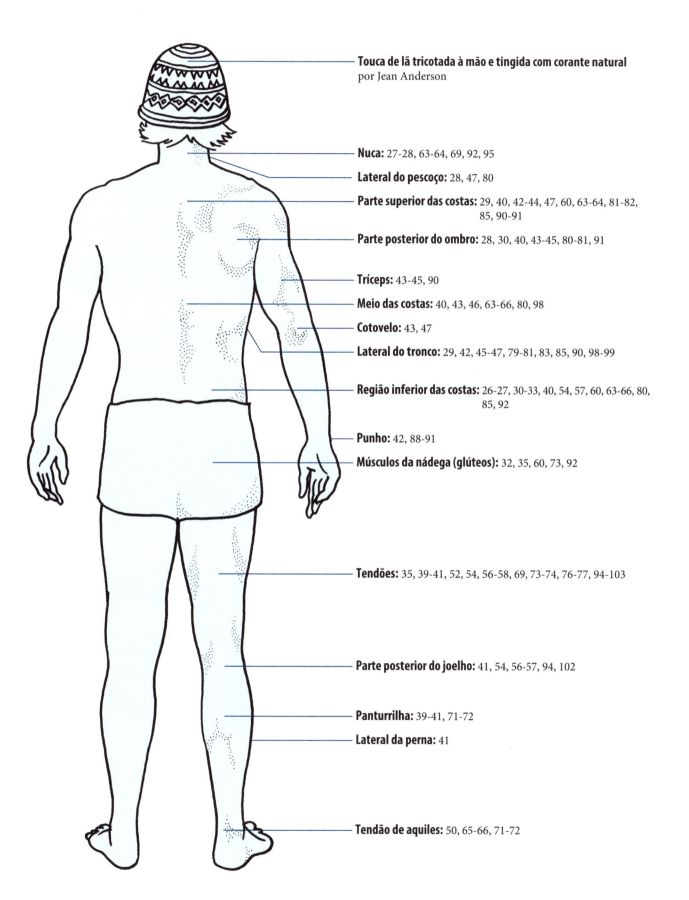

Touca de lã tricotada à mão e tingida com corante natural
por Jean Anderson

Nuca: 27-28, 63-64, 69, 92, 95

Lateral do pescoço: 28, 47, 80

Parte superior das costas: 29, 40, 42-44, 47, 60, 63-64, 81-82, 85, 90-91

Parte posterior do ombro: 28, 30, 40, 43-45, 80-81, 91

Tríceps: 43-45, 90

Meio das costas: 40, 43, 46, 63-66, 80, 98

Cotovelo: 43, 47

Lateral do tronco: 29, 42, 45-47, 79-81, 83, 85, 90, 98-99

Região inferior das costas: 26-27, 30-33, 40, 54, 57, 60, 63-66, 80, 85, 92

Punho: 42, 88-91

Músculos da nádega (glúteos): 32, 35, 60, 73, 92

Tendões: 35, 39-41, 52, 54, 56-58, 69, 73-74, 76-77, 94-103

Parte posterior do joelho: 41, 54, 56-57, 94, 102

Panturrilha: 39-41, 71-72

Lateral da perna: 41

Tendão de aquiles: 50, 65-66, 71-72

Os alongamentos: *Guia de alongamentos* **25**

Alongamentos relaxantes para as costas

Esta é uma sequência de alongamentos muito fáceis que podem ser executados na posição deitada de costas. Ela é benéfica porque cada posição alonga uma área do corpo geralmente difícil de relaxar. Você pode utilizar esta série para alongamentos moderados e para relaxamento.

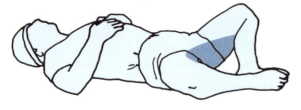

Relaxe, com os joelhos flexionados e as solas dos pés unidas. Essa posição confortável vai alongar a virilha. Mantenha por 30 segundos. Deixe a força da gravidade executar o alongamento. Se desejar, coloque uma almofada sob a cabeça para ficar mais confortável.

Variação: nesta posição deitada de alongamento da virilha, balance suavemente as pernas como se fossem uma só (veja as linhas pontilhadas) de um lado para o outro, mais ou menos 10-12 vezes. Estes são movimentos realmente fáceis, cuja amplitude não ultrapassa 3 cm em cada direção. Inicie-os a partir da parte superior dos quadris. Isso aumentará suavemente a flexibilidade da virilha e dos quadris.

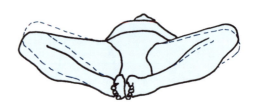

Alongamento para a região inferior das costas, lateral e parte superior do quadril

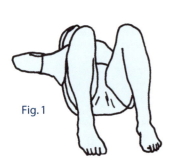
Fig. 1

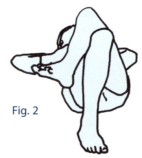
Fig. 2

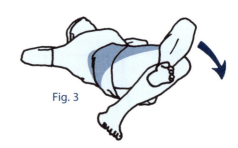
Fig. 3

Junte os joelhos e descanse os pés no chão. Entrelace os dedos atrás da cabeça, com os braços apoiados no chão (*fig. 1*). Agora, levante a perna esquerda, colocando-a sobre a perna direita (*fig. 2*). Nessa posição, use a perna esquerda para empurrar a direita na direção do chão (*fig. 3*) até sentir um bom alongamento em toda a lateral do quadril ou na região inferior das costas. Relaxe. Mantenha a parte superior das costas, a parte posterior da cabeça, os ombros e os cotovelos totalmente apoiados no chão. Sustente por 10-20 segundos. **A ideia não é encostar o joelho direito no chão, mas alongar dentro dos seus limites.** Repita o alongamento com o outro lado, cruzando a direita sobre a esquerda e puxando-a para o lado direito. Expire ao iniciar o alongamento e então respire ritmadamente durante o movimento.

- Não prenda a respiração.
- Respire ritmadamente.
- Relaxe.

Se você tem problemas de nervo ciático* na região inferior das costas, este alongamento pode ajudar. Tenha cuidado. Mantenha somente as tensões de alongamento que proporcionam uma sensação agradável. Nunca alongue até sentir dor.

Técnica da FNP: *Contrair – Relaxar – Alongar (veja p. 222-225)*

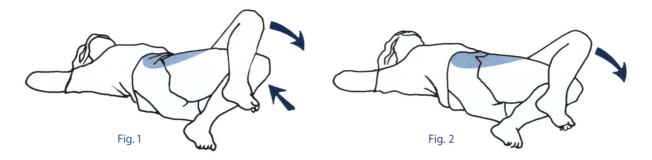

Fig. 1   Fig. 2

Para executá-la, use a perna esquerda para manter a direita abaixada, enquanto tenta levantá-la. Esse movimento contrai os músculos da área do quadril (*fig. 1*). Mantenha a contração por 5 segundos, relaxe e faça o alongamento anterior (*fig. 2*). Essa técnica é boa para pessoas tensas.

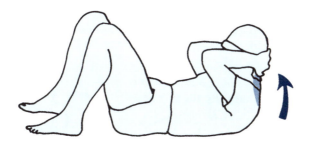

Para diminuir a tensão no pescoço: ainda deitado no chão, você pode alongar a parte superior da coluna e o pescoço. Entrelace os dedos atrás da cabeça, mais ou menos na altura das orelhas. Lentamente, puxe a cabeça para a frente até sentir um suave alongamento na nuca. Sustente por 3-5 segundos e retorne devagar à posição inicial. Faça esse movimento 3 ou 4 vezes para soltar aos poucos a parte superior da coluna e o pescoço. Mantenha o maxilar relaxado (os dentes de trás ligeiramente separados) e a respiração normal.

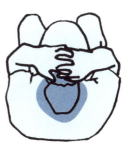

---

*O ciático é o maior e o mais longo dos nervos do corpo. Ele se origina na porção lombar da coluna (região inferior das costas) e percorre toda a extensão das pernas até o dedão do pé.

Técnica da FNP: *Contrair – Relaxar – Alongar.* Com os joelhos flexionados, entrelace os dedos atrás da cabeça (não do pescoço). Antes de alongar a nuca, puxe suavemente a cabeça para cima e para a frente. Então, abaixe-a enquanto resiste a esse movimento com as mãos e os braços. Mantenha essa contração isométrica por 3-4 segundos. Relaxe por 1-2 segundos e então puxe suavemente a cabeça para a frente (como no alongamento anterior), levando o queixo na direção do umbigo, até sentir um alongamento confortável, moderado. Sustente por 3-5 segundos. Faça 2-3 vezes.

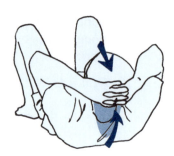

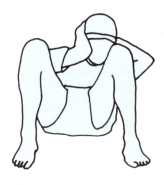

Delicadamente, puxe a cabeça e o queixo na direção do joelho esquerdo. Mantenha por 3-5 segundos. Relaxe, deite de novo a cabeça no chão e então puxe-a delicadamente na direção do joelho direito. Repita 2-3 vezes.

Com a parte de trás da cabeça apoiada no chão, vire o queixo na direção do ombro (mantendo a cabeça apoiada no chão). Vire-o somente até onde for necessário para obter um alongamento suave na lateral do pescoço. Sustente por 3-5 segundos e então alongue o outro lado. Repita 2-3 vezes. Mantenha o maxilar relaxado e não prenda a respiração.

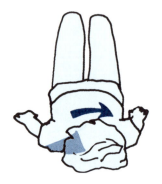

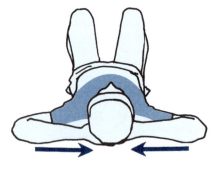
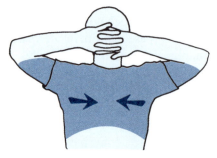

Contração das escápulas: entrelace os dedos atrás da cabeça e empurre as escápulas uma na direção da outra para criar tensão na parte superior das costas. (Ao fazer isso, o tórax deve se mover para cima.) Mantenha por 4-5 segundos, depois relaxe e suavemente puxe a cabeça para a frente, conforme ilustrado na p. 27. Esse movimento também vai descontrair o pescoço.

Pense em criar tensão no pescoço e nos ombros, em relaxar a mesma área e, em seguida, alongar a nuca para ajudar a manter os músculos do pescoço livres para se mover sem tensão. Repita 3-4 vezes.

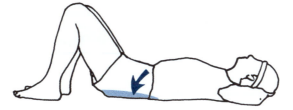

Encostando a região inferior das costas no chão: para aliviar a tensão na região inferior das costas, contraia os músculos das nádegas (glúteos) e, ao mesmo tempo, tensione os músculos abdominais, encostando no chão a região inferior das costas. Mantenha essa tensão por 5-8 segundos e depois relaxe. Repita 2-3 vezes. Concentre-se em sustentar uma contração muscular constante. Esse exercício de inclinação pélvica fortalece as nádegas e os músculos abdominais, tornando-o capaz de sentar-se e ficar em pé com boa postura.

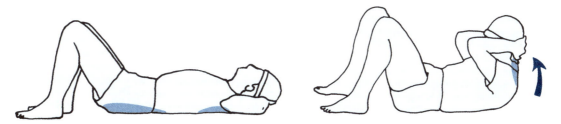

Contração das escápulas e tensão nos glúteos: agora, contraia as escápulas, encoste a região inferior das costas no chão e, ao mesmo tempo, tensione os músculos das nádegas. Mantenha a contração por 5 segundos, relaxe e puxe a cabeça para a frente para alongar a nuca e a parte superior das costas. Repita 3-4 vezes. Esse movimento é muito agradável.

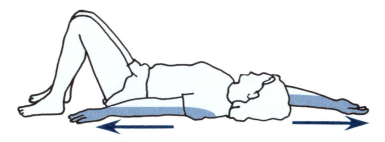

Agora, estique um dos braços acima da cabeça (palma da mão voltada para cima) e deixe o outro estendido ao lado do corpo (palma da mão virada para baixo). Estenda os braços em direções opostas, ao mesmo tempo, para alongar os ombros e as costas. Sustente por 6-8 segundos. Faça com os dois lados pelo menos duas vezes. Mantenha a região inferior das costas relaxada e totalmente apoiada no chão. Relaxe o maxilar.

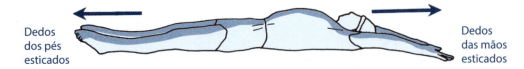

Dedos dos pés esticados

Dedos das mãos esticados

Alongamento propriamente dito: estenda os braços acima da cabeça e estique as pernas. Agora, alongue-se até onde for confortável na direção oposta, com os braços e as pernas. Alongue-se por 5 segundos e depois relaxe.

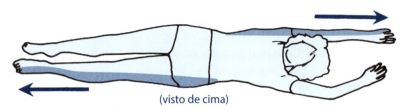

(visto de cima)

Agora, alongue-se na diagonal. Estique os dedos do pé esquerdo enquanto alonga o braço direito. Trabalhe até onde for confortável. Sustente por 5 segundos e depois relaxe. Alongue a perna direita e o braço esquerdo da mesma forma. Mantenha cada posição durante pelo menos 5 segundos e então relaxe.

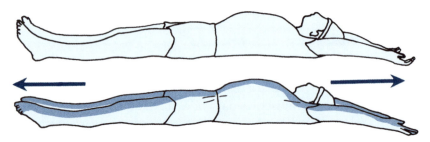

Agora, ao mesmo tempo, alongue novamente os dois braços e as duas pernas. Mantenha por 5 segundos e relaxe. Esse é um bom alongamento para os músculos da caixa torácica, abdominais, da coluna, dos ombros, braços, tornozelos e pés.

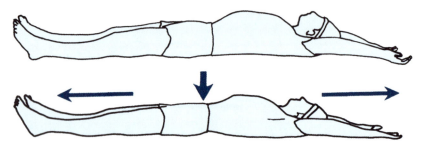

Como variação, contraia os músculos abdominais enquanto faz o alongamento. Isso o fará sentir-se esbelto e é um ótimo exercício para os órgãos internos.

A execução destes alongamentos por três vezes vai diminuir a tensão e a rigidez, relaxando a coluna e o corpo todo. Eles ajudam a reduzir rapidamente toda a tensão física, e você pode fazê-los antes de dormir.

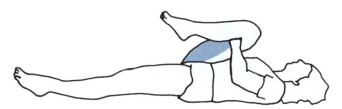

Com as mãos sob o joelho, leve a perna direita em direção ao tórax. Se possível, deixe a parte de trás da cabeça encostada no chão ou numa almofada, mas não force. Mantenha um alongamento suave por 5-15 segundos. Repita, trazendo a perna direita em direção ao tórax. Certifique-se de deixar a região inferior das costas totalmente apoiada no chão. Se você não sentir nenhum alongamento, não se preocupe. Se a posição for agradável, utilize-a, pois ela é benéfica para pernas, pés e costas.

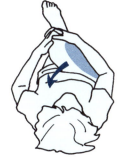
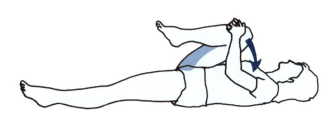

Variação: puxe o joelho em direção ao tórax; depois, leve o joelho e a perna em direção ao ombro oposto para alongar a lateral do quadril direito. Mantenha um alongamento suave por 5-15 segundos. Faça dos dois lados.

Variação: na posição deitada, puxe delicadamente o joelho direito na direção da lateral do ombro direito. As mãos devem estar na parte de trás da perna, logo acima do joelho. Mantenha por 10-20 segundos. Respire profundamente. Repita com a outra perna.

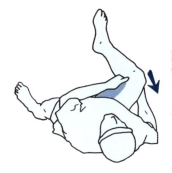

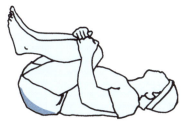
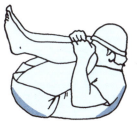

Depois de puxar uma perna de cada vez na direção do tórax, puxe ambas juntas. Dessa vez, concentre-se em manter a parte de trás da cabeça abaixada e então traga-a enrolada para cima, em direção aos joelhos.

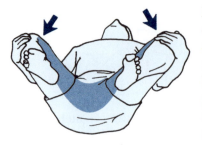

Deite-se de costas com os joelhos flexionados na direção do tórax. Coloque as mãos nas pernas, logo abaixo dos joelhos. Para alongar a parte interna das coxas e a virilha, puxe lentamente as pernas para fora e para baixo até sentir um alongamento moderado. Mantenha por 10 segundos. A parte de trás da cabeça pode estar apoiada no chão, descansando sobre uma almofada ou afastada do chão para que você olhe entre as pernas.

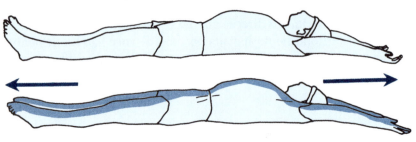

Agora, estique novamente as duas pernas. Alongue-se e relaxe.

Alongamento para a região inferior das costas e lateral do quadril

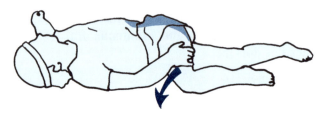

Flexione o joelho esquerdo num ângulo de 90° e, com a mão direita, puxe a perna dobrada por cima da outra perna, conforme ilustrado acima. Vire a cabeça para olhar na direção da mão do braço esquerdo que está estendido para o lado (a cabeça deve ficar encostada no chão e não levantada). Agora, com a mão direita na coxa esquerda (logo acima do joelho), puxe a perna dobrada (esquerda) para baixo, na direção do chão, até sentir um alongamento moderado na região inferior das costas e na lateral do quadril. Relaxe os pés e os tornozelos e mantenha a parte posterior dos ombros totalmente apoiada no chão. Sustente um alongamento suave por 5-15 segundos de cada lado.

Para aumentar o alongamento nas nádegas, segure a perna direita por trás do joelho. Lentamente, puxe o joelho direito na direção do ombro oposto até obter um alongamento moderado. Deixe os ombros totalmente apoiados no chão. Sustente a posição por 5-15 segundos. Faça com as duas pernas.

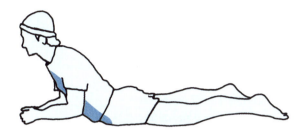

Extensão das costas: na posição de bruços (sobre a barriga), alinhe cotovelos e ombros. Você deve sentir uma tensão moderada no meio do corpo até a região inferior das costas. Mantenha a parte anterior dos quadris encostada no chão. Sustente por 5-10 segundos. Repita 2-3 vezes.

Se quiser, encerre a sequência de alongamentos para as costas em posição fetal. Deite-se de lado, com as pernas encolhidas e a cabeça descansando nas mãos. Relaxe.

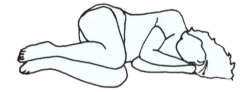

RESUMO DOS ALONGAMENTOS PARA AS COSTAS

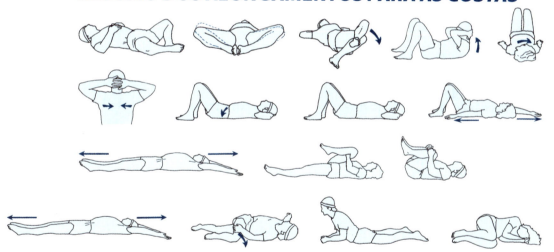

Faça estes alongamentos, nesta ordem, para relaxar as costas.

> Aprenda a ouvir seu corpo. Se a tensão aumentar ou você sentir dor, seu corpo está tentando avisá-lo de que algo está errado, de que há algum problema. Se isso acontecer, diminua a intensidade aos poucos, até sentir que o alongamento está certo.

Os alongamentos: *Para as costas* **33**

Alongamentos para pernas, pés e tornozelos

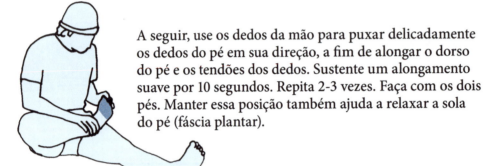

Gire o tornozelo no sentido horário e depois no anti-horário, com um movimento amplo, utilizando a mão para opor uma leve resistência. Este movimento rotatório ajuda a alongar suavemente ligamentos tensos. Repita 10-20 vezes em cada direção. Faça com os dois tornozelos e perceba se existe alguma diferença entre eles no que se refere à tensão e à amplitude de movimento. Ela pode passar despercebida até você ter trabalhado cada tornozelo separadamente e fazer uma comparação.

A seguir, use os dedos da mão para puxar delicadamente os dedos do pé em sua direção, a fim de alongar o dorso do pé e os tendões dos dedos. Sustente um alongamento suave por 10 segundos. Repita 2-3 vezes. Faça com os dois pés. Manter essa posição também ajuda a relaxar a sola do pé (fáscia plantar).

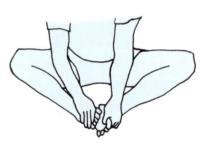

Coloque os polegares na base dos dedões dos pés (no local onde eles saem do pé), com os indicadores ligeiramente flexionados e apoiados nas unhas dos dedões dos pés. Use os dedos e os polegares para movimentar os dedões para trás e para a frente por 15-20 segundos; então, gire os dedões num movimento circular nos sentidos horário e anti-horário por 10-15 segundos. Enquanto manipula essa área, concentre-se no aumento da amplitude de movimento dos dedões. Este é um ótimo exercício para aumentar ou manter a flexibilidade e a circulação nessa área.

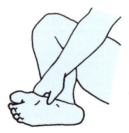

Com os polegares, massageie para cima e para baixo o arco longitudinal do pé. Com movimentos circulares aplique uma boa dose de pressão para relaxar os tecidos. Faça nos dois pés. Isso ajudará a diminuir a tensão e o enrijecimento desses membros.

34 Os alongamentos

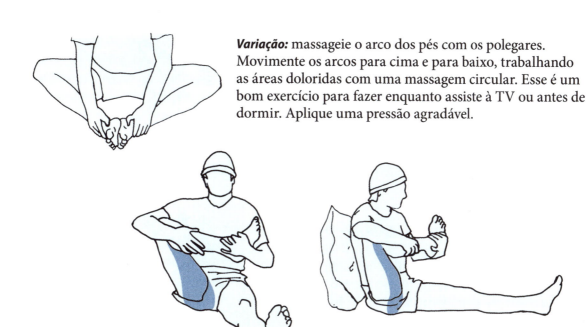

Variação: massageie o arco dos pés com os polegares. Movimente os arcos para cima e para baixo, trabalhando as áreas doloridas com uma massagem circular. Esse é um bom exercício para fazer enquanto assiste à TV ou antes de dormir. Aplique uma pressão agradável.

Para alongar a parte superior dos tendões e o quadril, segure a lateral do tornozelo com uma das mãos, com a outra mão e o antebraço em volta do joelho flexionado. Delicadamente, puxe a perna como um todo na direção do tórax até sentir um alongamento suave na parte posterior da coxa. Talvez você sinta vontade de apoiar as costas. Mantenha por 5-15 segundos. Certifique-se de que a perna está sendo puxada como um todo para que o joelho não sofra pressão. Aumente um pouco o alongamento, puxando a perna um pouco mais para perto do tórax. Sustente esse alongamento progressivo por 10 segundos. Faça dos dois lados. Uma perna é mais flexível do que a outra?

Para algumas pessoas, essa posição não proporcionará alongamento. Se esse for o seu caso, faça o alongamento ilustrado abaixo.

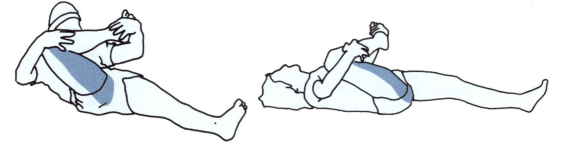

Comece na posição deitada e então incline-se para a frente, segurando a perna conforme foi descrito no alongamento anterior. Delicadamente, puxe a perna como um todo na direção do tórax até sentir um alongamento suave na nádega e na parte superior do tendão. Mantenha por 5-15 segundos. A posição deitada vai aumentar o alongamento nos tendões das pessoas relativamente flexíveis nessa área. Faça com as duas pernas e compare.

Experiência: verifique a diferença no alongamento quando a sua cabeça está levantada e a parte de trás está apoiada no chão. Sempre mantenha cada alongamento dentro de um limite pessoal confortável. Se quiser, coloque uma almofada atrás da cabeça para obter mais conforto.

Os alongamentos: *Para pernas, pés e tornozelos* **35**

Deite-se de costas, flexione o joelho direito e coloque a lateral da perna logo acima do joelho oposto. Com as mãos logo abaixo do joelho esquerdo, puxe delicadamente a perna na direção do tórax até sentir um alongamento na área das nádegas (piriforme). Mantenha por 10-20 segundos. Alongue as duas pernas. Levante a cabeça e olhe bem à frente enquanto executa o alongamento. Respire lenta e profundamente.

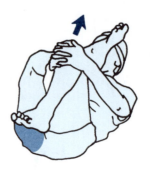

Técnica da FNP: *Contrair – Relaxar – Alongar.* Outra maneira de alongar as nádegas é utilizar a técnica de contrair – relaxar – alongar. Partindo da posição anterior, abaixe a perna esquerda ao mesmo tempo que resiste ao movimento (contração) por 4-5 segundos. Depois, relaxe e alongue por 10-20 segundos, conforme já foi descrito. Este é um alongamento excelente para as nádegas.

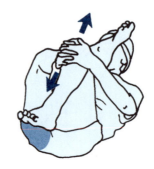

Deite-se sobre o lado esquerdo e apoie a lateral da cabeça na palma da mão esquerda. Segure o dorso do pé direito com a mão direita posicionada entre os dedos e a articulação do tornozelo. Suavemente, puxe o calcanhar direito na direção da nádega direita para alongar o tornozelo e os quadríceps (parte anterior da coxa). Sustente um alongamento suave por 10 segundos.

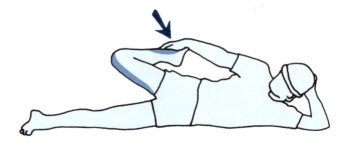

> Nunca alongue o joelho até sentir dor. Mantenha sempre o controle.

Agora, mova a parte anterior do quadril direito para a frente, contraindo os músculos da coxa direita (quadríceps) enquanto empurra o pé direito contra a mão direita. Esse movimento vai alongar a parte anterior da coxa e relaxar os tendões. Sustente um alongamento suave por 10 segundos. Mantenha o corpo alinhado. Agora, alongue a perna esquerda. (Você também pode obter um bom alongamento na parte anterior do ombro.) A princípio talvez seja difícil manter essa posição por muito tempo. Ocupe-se apenas em alongar-se corretamente, sem se preocupar com a flexibilidade ou com a sua aparência. A regularidade nos alongamentos proporcionará uma mudança positiva. Após este alongamento, gosto de fazer o alongamento para os tendões da página 58.

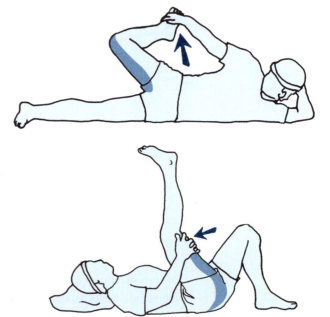

Alongamento para as faixas iliotibiais

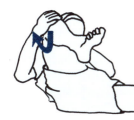

Deite-se de lado e com a mão direita segure a parte anterior da perna pela lateral. Faça um círculo com a perna, primeiro à sua frente e, depois, ligeiramente para trás. Enquanto forma o círculo, mova a mão direita para a parte de cima do tornozelo direito.

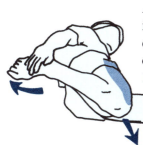

Agora deite-se de lado como mostra a figura à esquerda. Para alongar a faixa iliotibial, empurre suavemente o calcanhar direito na direção das nádegas, enquanto movimenta a parte interna do joelho para baixo, na direção do chão. Você deve sentir um alongamento na lateral da coxa. Mantenha por 10-15 segundos. Faça com as duas pernas.

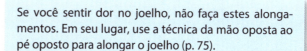

Se você sentir dor no joelho, não faça estes alongamentos. Em seu lugar, use a técnica da mão oposta ao pé oposto para alongar o joelho (p. 75).

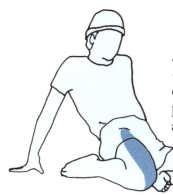

Alongamento para os quadríceps na posição sentada: primeiro, sente-se com a perna direita flexionada e o calcanhar direito próximo da lateral do quadril direito. A perna esquerda está flexionada e a sola do pé esquerdo próxima da parte interna da coxa direita. (Você também pode fazer este alongamento com a perna esquerda esticada à sua frente.)

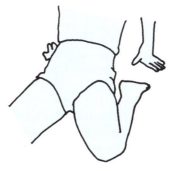
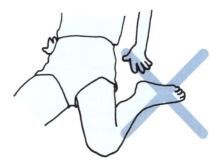

O pé deve ficar estendido para trás, com o tornozelo flexionado. Se o seu tornozelo é muito rígido, desloque o pé para o lado apenas o suficiente para diminuir a tensão no tornozelo.

Não deixe o pé cair para o lado nesta posição. Mantendo o pé apontado bem para trás, você elimina a tensão na parte interna do joelho. Quanto mais o pé cair para o lado, mais tensão será exercida sobre o joelho.

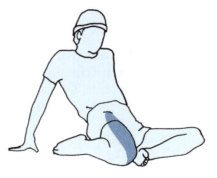

Agora, incline-se lentamente para trás, *em linha reta*, até sentir um alongamento suave. Use as mãos para manter o equilíbrio e apoiar-se. Mantenha por 5-15 segundos.

Algumas pessoas terão de inclinar-se para trás muito mais do que outras para descobrir a tensão certa do alongamento. Outras podem sentir o alongamento correto sem precisar se inclinar. Observe como você se sente sem se preocupar em descobrir até onde consegue chegar. Alongue-se até onde for confortável e não pense em mais ninguém.

Não deixe o joelho levantar do chão ou da esteira. Se isso acontecer, é sinal de que você está se inclinando demais para trás e alongando-se em excesso. Modere um pouco o alongamento.

> Certifique-se de manter apenas alongamentos confortáveis.
> **Tenha cuidado para não alongar-se em excesso.**

Agora, lentamente, mantendo o controle e o seu conforto, passe para o alongamento progressivo. Mantenha por 10 segundos e então retorne devagar. Troque de lado e alongue a coxa esquerda da mesma maneira.

Você consegue sentir alguma diferença na tensão? Um lado é mais flexível do que o outro? Você é mais flexível de um lado do que do outro?

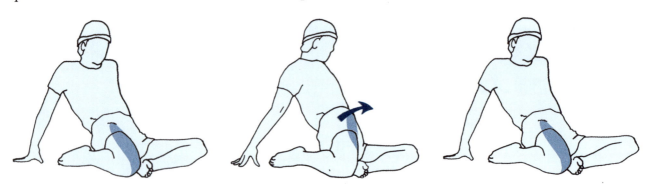

Depois de alongar os quadríceps, pratique a contração da nádega do lado da perna flexionada enquanto ergue o quadril. Isso ajudará a alongar a parte anterior do quadril (iliopsoas), proporcionando um alongamento geral melhor na área superior da coxa. Após contrair os músculos da nádega (glúteos) por 5-8 segundos, relaxe. Abaixe o quadril e continue alongando os quadríceps por 10-15 segundos. Pratique até conseguir que os dois lados das nádegas toquem o chão ao mesmo tempo durante o alongamento. Agora faça com o outro lado.

Nota: alongar primeiro os quadríceps e depois erguer o quadril enquanto as nádegas estão contraídas vai ajudar a mudar a sensação de alongamento quando você retornar ao alongamento original dos quadríceps.

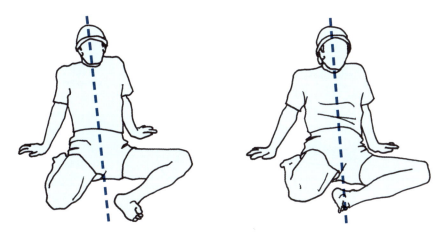

Se isso provocar dor no joelho, aproxime-o da perna que está sendo alongada da linha média do corpo até ficar mais confortável. Este movimento pode diminuir a tensão do joelho, mas se a dor persistir interrompa-o.

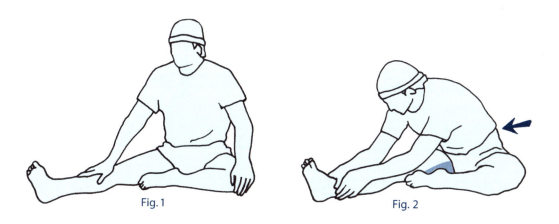

Fig. 1 Fig. 2

Para alongar os tendões da mesma perna que estava flexionada (veja a página anterior), endireite a perna direita com a sola do pé esquerdo tocando de leve a parte interna da coxa direita. Agora você está na posição de perna esticada, joelho dobrado (*fig. 1*). Lentamente, incline-se para a frente a partir dos quadris, em direção ao pé da perna esticada (*fig. 2*) até criar a mais leve sensação de tensão de alongamento. Sustente por 5-15 segundos. Depois que a tensão do alongamento tiver diminuído, incline-se um pouco mais para a frente, a partir dos quadris. Expire enquanto mantém este alongamento progressivo por 10 segundos, respirando ritmadamente. Então, troque de lado e alongue a perna esquerda da mesma maneira.

Durante este alongamento, mantenha o pé da perna esticada voltado para cima, com o tornozelo e os dedos relaxados. Certifique-se de que os quadríceps estão macios ao toque (relaxados). Não mergulhe a cabeça para a frente ao iniciar o movimento.

Descobri que é melhor alongar primeiro os quadríceps e depois os tendões da mesma perna. É mais fácil trabalhar os tendões depois que os quadríceps foram alongados.

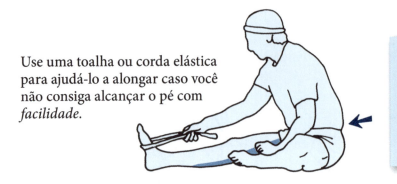

Use uma toalha ou corda elástica para ajudá-lo a alongar caso você não consiga alcançar o pé com *facilidade*.

Acostume-se a fazer variações dos alongamentos básicos. Em cada variação você usará o corpo de maneira diferente. Você ficará mais consciente de todas as possibilidades de alongamento quando mudar os ângulos da tensão de alongamento, mesmo que as mudanças de ângulo sejam muito sutis.

Variações da posição de perna esticada, joelho flexionado

Vire o corpo para o lado, colocando o braço esquerdo na lateral da perna direita. Apoie a mão direita no chão para manter o equilíbrio. Isso vai alongar os músculos da parte superior das costas e da coluna e a lateral da região inferior das costas, bem como os tendões. Para modificar o alongamento, olhe por cima do ombro direito, virando a parte anterior do quadril esquerdo ligeiramente para dentro. Esse movimento vai alongar a parte inferior das costas e a região entre as escápulas. Respire naturalmente. Não prenda a respiração. Mantenha por 10-15 segundos.

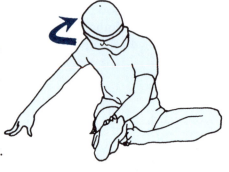

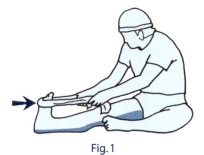
Fig. 1

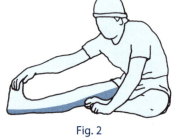
Fig. 2

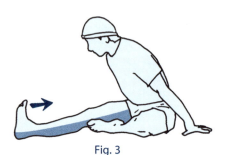
Fig. 3

Para alongar a parte posterior da perna (panturrilha e músculo solear), use uma toalha em redor da porção macia da sola do pé para puxar os dedos em direção ao joelho (*fig. 1*) ou, se você é mais flexível, use a mão para puxar os dedos em direção ao joelho (*fig. 2*). Você também pode puxar os dedos na direção do joelho (dorsiflexão) sem usar a mão, e manter a posição, e depois inclinar-se ligeiramente para a frente para alongar a panturrilha (*fig. 3*). Sustente por 10-20 segundos.

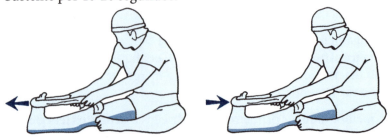

Técnica da FNP: *Contrair – Relaxar – Alongar*. Outra maneira de alongar a parte posterior da perna é primeiro contrair essa área empurrando o pé para baixo opondo resistência com uma toalha, por 4-5 segundos. Relaxe. Agora use a toalha para puxar o pé na direção do joelho. Mantenha por 5-15 segundos.

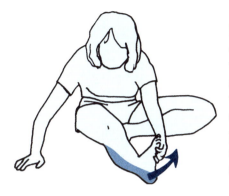

Para alongar a lateral da perna, estique a mão do lado oposto e segure a lateral do pé (veja o desenho). Agora, vire suavemente a lateral do pé para dentro, para sentir um alongamento na lateral da perna. Ele pode ser feito com uma perna esticada ou com a perna flexionada no joelho se você não conseguir segurar *com facilidade* a lateral do pé com a perna esticada. Na posição de perna esticada, os quadríceps devem estar macios e relaxados. Mantenha um alongamento suave por 10 segundos.

> Nunca trave os joelhos quando estiver fazendo alongamentos na posição sentada. Certifique-se de manter a parte anterior da coxa (quadríceps) relaxada em todas as posições que usam uma das pernas esticadas. Não é possível alongar os tendões corretamente se o conjunto oposto de músculos (os quadríceps) não estiver relaxado.

RESUMO DOS ALONGAMENTOS PARA PERNAS, PÉS E TORNOZELOS

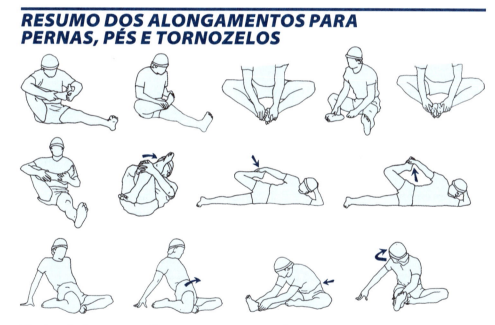

Você pode fazer estes alongamentos, nesta ordem, em série.

> Movimentos de balanço durante os alongamentos podem na verdade torná-lo mais rígido do que flexível. Por exemplo, se você balançar 4 ou 5 vezes enquanto toca os dedos do pé e inclinar-se para a frente alguns minutos depois, provavelmente descobrirá que está muito mais longe dos dedos do que quando começou! Cada movimento de balanço ativa o reflexo de estiramento, contraindo os músculos que você está tentando alongar.

Alongamentos para costas, ombros e braços

Há inúmeros alongamentos que podem diminuir a tensão e aumentar a flexibilidade da parte superior do corpo. A maioria dos alongamentos na posição sentada ou em pé pode ser executada em qualquer lugar.

> Muitas pessoas sofrem de tensão na parte superior do corpo em virtude do estresse cotidiano. Diversos atletas musculosos são tensos nessa região devido ao fato de não a alongarem.

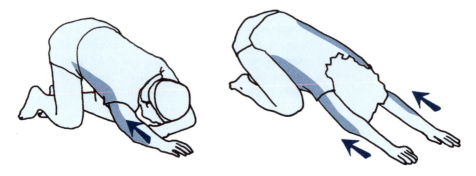

Com as pernas flexionadas sob o corpo, estique-se à frente com as mãos e então puxe-se para trás com os braços estendidos com a palma das mãos pressionando ligeiramente para baixo.

Você pode executar este alongamento com um braço de cada vez ou com os dois ao mesmo tempo. Puxar com um braço de cada vez proporciona mais controle e isola o alongamento em cada lado. Você deve senti-lo nos ombros, nos braços, nas laterais (*latissimus dorsi*), na parte superior das costas e até mesmo na região inferior das costas. Ao fazer este alongamento pela primeira vez, você pode senti-lo apenas nos ombros e braços, mas executando-o mais vezes aprenderá a trabalhar outras áreas; movendo ligeiramente os quadris nas duas direções, você pode aumentar ou diminuir o alongamento. Não force. Fique relaxado. Mantenha por 15 segundos.

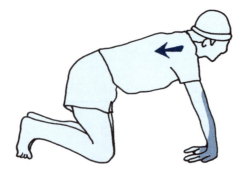

Alongamento de antebraço e punho: apoie-se nas mãos e nos joelhos. Os polegares devem estar apontados para fora e os dedos para os joelhos. Mantenha as palmas das mãos totalmente apoiadas no chão enquanto se inclina para trás para alongar a parte anterior dos antebraços. Sustente um alongamento suave por 5-15 segundos. Relaxe e então repita o movimento. Talvez você descubra que é muito tenso nessa área.

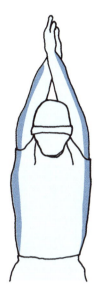

> Mantenha os joelhos ligeiramente flexionados durante os alongamentos em pé para o tronco.

Com os braços estendidos acima da cabeça e as palmas das mãos unidas como mostra o desenho, alongue os braços para cima e um pouco para trás. Inspire enquanto se alonga para cima. Mantenha por 5-8 segundos, respirando naturalmente.

Este é um ótimo alongamento para os músculos das partes externas dos braços, dos ombros e das costelas. Ele pode ser executado a qualquer hora e em qualquer lugar para aliviar a tensão e criar uma sensação de relaxamento e bem-estar.

> Lembre-se: mantenha o maxilar relaxado e respire profundamente enquanto se alonga.

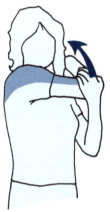

Para alongar o ombro e o meio da parte superior das costas, coloque o cotovelo à frente do tórax e puxe-o suavemente em direção ao ombro oposto. Mantenha por 10 segundos.

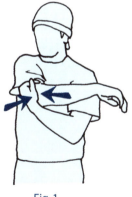
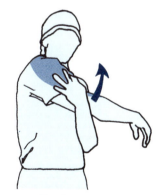

Fig. 1   Fig. 2

Técnica da FNP: *Contrair – Relaxar – Alongar.* Fique em pé com os joelhos levemente flexionados. Com a mão esquerda, segure a lateral do braço direito logo acima do cotovelo. Afaste o braço direito do corpo opondo resistência com a mão esquerda. Mantenha uma contração isométrica por 3-4 segundos (*fig. 1*). Depois de relaxar um momento, puxe delicadamente o braço direito na direção do ombro até sentir um alongamento confortável na lateral do ombro e do braço (*fig. 2*). Sustente por 10 segundos e então repita com o outro lado.

Os alongamentos: *Para costas, ombros e braços*

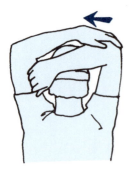 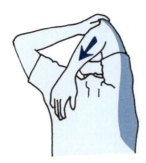

Eis um alongamento simples para os tríceps e a parte superior dos ombros. Com os braços acima da cabeça, segure um cotovelo com a mão do outro braço. Puxe-o suavemente por trás da cabeça, criando um alongamento. Faça o movimento bem devagar. Mantenha por 15 segundos. Não prenda a respiração.

Alongue os dois lados. Um deles parece muito mais tenso do que o outro? Esta é uma boa maneira de começar a relaxar os braços e ombros. Você pode fazer este alongamento enquanto caminha.

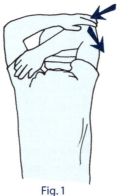 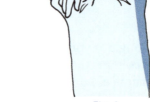

Fig. 1   Fig. 2

Técnicas da FNP: *Contrair – Relaxar – Alongar.* Fique em pé com os joelhos ligeiramente flexionados e os pés alinhados com os ombros. Segure o ombro esquerdo com a mão direita. Mova o cotovelo direito para baixo enquanto resiste a esse movimento com a mão esquerda (contração isométrica) por 3-4 segundos (*fig. 1*). Depois de relaxar um instante, puxe delicadamente o cotovelo por trás da cabeça até sentir um alongamento moderado na parte posterior do braço, como no movimento anterior (*fig. 2*). Mantenha por 5-15 segundos. Repita com o outro lado.

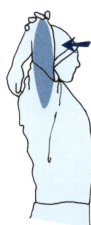

Em pé, com os joelhos ligeiramente flexionados, dobre o cotovelo direito e coloque o braço atrás da cabeça. Segure o cotovelo direito com a mão esquerda. Para alongar a área da axila e o ombro, mova a cabeça para trás contra o braço direito, até sentir um alongamento moderado. Mantenha por 10-15 segundos. Faça dos dois lados.

Variação: na posição em pé, com os joelhos ligeiramente flexionados (3 cm), puxe suavemente o cotovelo por trás da cabeça enquanto se inclina para o lado a partir dos quadris. Mantenha um alongamento suave por 10 segundos. Faça dos dois lados. *Deixe os joelhos ligeiramente flexionados para melhorar o equilíbrio.* Não prenda a respiração.

44 Os alongamentos: ***Para costas, ombros e braços***

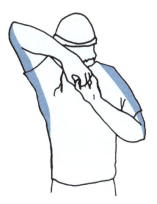

Outro alongamento para o ombro: coloque a mão esquerda atrás da cabeça abaixando-a o máximo que puder e, se conseguir, segure a mão direita que vem subindo com a palma voltada para fora. Agarre os dedos e mantenha por 5-10 segundos. Se não conseguir encostar as mãos, tente o seguinte:

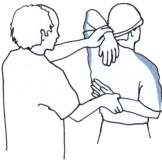

Peça a alguém que puxe as suas mãos lentamente uma em direção à outra até sentir um alongamento suave. Não exagere. Você pode conseguir um ótimo alongamento sem que os dedos se toquem. Alongue-se dentro dos seus limites.

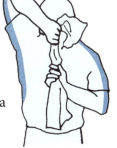

Outra opção é descer uma toalha atrás da cabeça segurando-a com o braço dobrado. Com o outro braço também flexionado por trás das costas, segure a outra ponta da toalha e suba a mão lentamente pela toalha, puxando o braço para baixo.

Pratique um pouco todos os dias para conseguir um bom alongamento. Após algum tempo você conseguirá fazê-lo sem ajuda. Ele diminui a tensão e aumenta a flexibilidade, revigorando ainda a parte superior do corpo quando você estiver cansado.

Entrelace os dedos à frente, na altura dos ombros. Vire a palma das mãos para fora enquanto estica os braços à frente para sentir um alongamento nos ombros, no meio da parte superior das costas, dos braços, das mãos, dos dedos e punhos. Mantenha um alongamento suave por 15 segundos, relaxe e repita.

Erguer um ombro: Comece com os ombros relaxados, erga o ombro esquerdo em direção à orelha. Mantenha por 3-5 segundos. Relaxe e repita com o outro lado. Este alongamento é excelente para a tensão nos ombros.

Os alongamentos: *Para costas, ombros e braços* **45**

Técnicas da FNP: Contrair – Relaxar – Alongar.

Erguer os ombros: primeiro, erga a parte superior dos ombros em direção às orelhas até sentir uma leve tensão no pescoço e nos ombros. Mantenha por 5 segundos. Depois, relaxe os ombros e pense: "Ombros para cima, ombros para baixo".

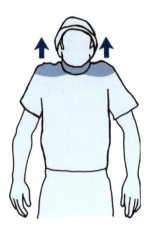

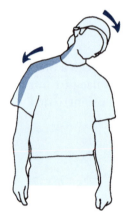

A seguir, abaixe suavemente o ombro direito enquanto inclina a cabeça na direção do ombro esquerdo. Mantenha um alongamento confortável por 5 segundos e repita com o outro lado.

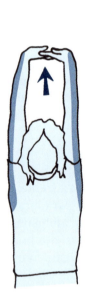

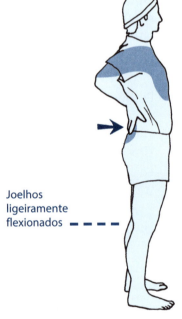

Joelhos ligeiramente flexionados

Agora, entrelace os dedos acima da cabeça e, com as palmas das mãos voltadas para cima, empurre levemente os braços para trás e para cima. Sinta o alongamento nos braços, nos ombros e na parte superior das costas. Mantenha por 15 segundos. Não prenda a respiração. Este alongamento pode ser executado em qualquer lugar, a qualquer hora, sendo excelente para ombros caídos. Respire profundamente.

Em pé, com os joelhos ligeiramente flexionados, coloque a palma das mãos sobre a região inferior das costas logo acima dos quadris, com os dedos voltados para baixo. Suavemente, empurre a palma das mãos para a frente a fim de criar uma extensão na região lombar. Mantenha por 10 segundos. Repita duas vezes. Faça este alongamento depois de longos períodos sentado. Não prenda a respiração.

46 Os alongamentos: *Para costas, ombros e braços*

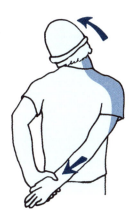

Para alongar a lateral do pescoço, incline a cabeça para o lado na direção do ombro esquerdo enquanto a mão esquerda puxa o braço direito para baixo e para o lado oposto por trás das costas. Mantenha um alongamento suave por 5-10 segundos. Faça dos dois lados.

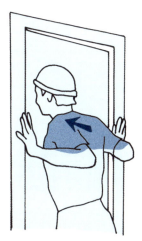

Em pé, coloque as mãos nos batentes de uma porta, na altura dos ombros. Incline a parte superior do corpo para a frente até sentir um alongamento confortável nos braços e no tórax. Mantenha o tórax e a cabeça levantados e os joelhos ligeiramente flexionados. Sustente por 15 segundos.

Os alongamentos a seguir são realizados com os dedos entrelaçados às costas.

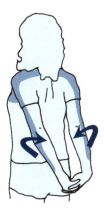

Para o primeiro alongamento, vire lentamente os cotovelos para dentro enquanto estica os braços. Isso alonga os ombros, os braços e o tórax. Mantenha por 5-10 segundos.

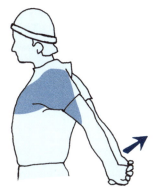

Se esse alongamento for muito fácil, erga os braços por trás até sentir um alongamento suave nos braços, nos ombros ou no tórax. Sustente por 5-10 segundos. A postura é indicada para quando você perceber que está com os ombros curvados. Mantenha o tórax para fora e o queixo para dentro. Este alongamento pode ser realizado a qualquer hora.

Os alongamentos: *Para costas, ombros e braços*

RESUMO DOS ALONGAMENTOS PARA COSTAS, OMBROS E BRAÇOS

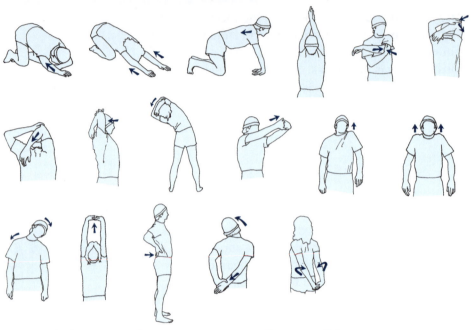

Você pode fazer estes alongamentos, nesta ordem, em série.

> É melhor alongar-se de menos do que em excesso. Permaneça sempre num ponto a partir do qual você pode alongar-se mais e nunca no ponto em que chegou até seu limite.

Sequência de alongamentos para as pernas

Pés em ponta: este é outro bom alongamento para as pernas. Você pode fazer uma sequência de alongamentos para pernas, pés e virilhas partindo da posição de pés em ponta.

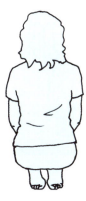

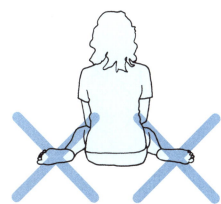

Esta posição ajuda a alongar joelhos, tornozelos e quadríceps e também auxilia a relaxar as panturrilhas para que elas sejam alongadas mais facilmente.

Não deixe os pés caírem para os lados ao fazer este alongamento, pois isso poderá alongar excessivamente os ligamentos internos (colateral medial) do joelho.

Advertência: se você tem ou teve problemas no joelho, tenha muito cuidado ao sentar-se com os joelhos flexionados sob o corpo. Faça o movimento devagar e mantenha o controle. Se sentir dor, interrompa-o.

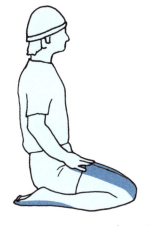
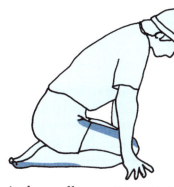
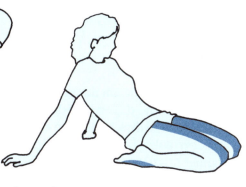

A maioria das mulheres não sentirá muito o alongamento nesta posição, mas as pessoas tensas, especialmente os homens, poderão saber se têm os tornozelos rígidos. Se houver tensão, coloque as mãos ao lado das pernas para apoiar-se enquanto se inclina ligeiramente para a frente. Encontre uma posição na qual você possa permanecer de 10 a 30 segundos.

Se estiver tenso, não se alongue em excesso. A regularidade nos alongamentos cria uma mudança positiva. Em algumas semanas haverá uma melhora visível na flexibilidade dos tornozelos.

Os alongamentos

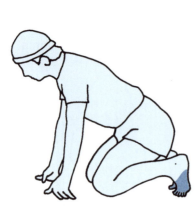 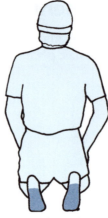

Variação: para alongar os dedos e a sola dos pés (fáscia plantar), sente-se com os dedos dos pés embaixo de você (*veja acima*). Coloque as mãos à sua frente para manter o equilíbrio e o controle. Se quiser alongar mais, incline-se lentamente para trás até sentir-se bem. Mantenha apenas os alongamentos que proporcionem uma sensação agradável e você possa controlar. Alongue suavemente por 5-10 segundos. Tome cuidado. Pode haver muita tensão nessa parte do pé e dos dedos. Seja paciente. Faça o corpo se acostumar aos poucos, alongando-se regularmente. Depois deste alongamento, retorne à posição de pés em ponta.

Para alongar a área do tendão de aquiles e os tornozelos

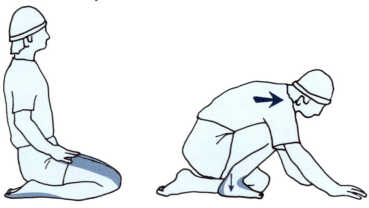

Coloque os dedos de um dos pés quase paralelos ao joelho da outra perna. Deixe o calcanhar da perna flexionada se afastar do chão mais ou menos 1-2 cm. Abaixe-o na direção do chão enquanto se inclina para a frente apoiando o tórax e o ombro na coxa (logo acima do joelho). A ideia não é apoiar todo o calcanhar no chão, mas usar a pressão exercida pelo ombro sobre a coxa para alongar suavemente a área do tendão de aquiles. Tenha cuidado, pois essa região demanda um *alongamento muito suave*. Mantenha por 5-10 segundos.

Este alongamento é ótimo para tornozelos e arcos rígidos. Certifique-se de trabalhar os dois lados. É possível que você descubra que um lado é mais flexível do que o outro.

> À medida que envelhecemos ou passamos por períodos alternados de inatividade e atividade, há muita tensão e esforço acumulados nas pernas, nos tornozelos e nos arcos dos pés. Uma maneira de reduzir ou eliminar a dor de uma nova atividade é alongar-se antes e depois do exercício.

> Se você já teve problemas nos joelhos, cuidado. Não faça o alongamento se estiver sentindo dor. Utilize o controle para encontrar a sensação adequada de alongamento.

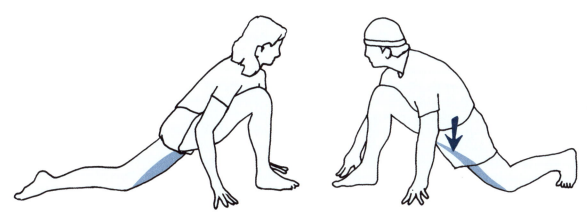

Para alongar os músculos anteriores do quadril (iliopsoas), coloque uma das pernas à frente até que o joelho fique bem alinhado com o tornozelo. O joelho da outra perna deve estar apoiado no chão. Agora, sem mudar a posição do joelho apoiado no chão e do pé colocado à frente, abaixe a parte anterior do quadril para criar um alongamento suave. Mantenha por 10-20 segundos. Você deve sentir este alongamento na parte anterior do quadril e possivelmente nos tendões e na virilha.

> Alongar-se por 10-20 minutos à noite é um bom modo de manter os músculos em forma para sentir-se bem na manhã seguinte. Se você tem áreas tensas ou doloridas, alongue-as antes de dormir (ou enquanto assiste à TV) e sinta a diferença na manhã seguinte.

Não coloque o joelho à frente do tornozelo. Isso vai prejudicar o alongamento adequado do quadril e das pernas. Quanto maior a distância entre o joelho de trás e o calcanhar do pé que está à frente, mais fácil fica alongar os quadris e as pernas.

Os alongamentos: *Para as pernas* 51

Variações: vire o quadril esquerdo lentamente para dentro para mudar a área do alongamento. Ao mudar ligeiramente os ângulos de alongamento, será possível alongar muitas áreas diferentes e adjacentes do corpo. Mantenha um alongamento suave por 5-15 segundos. Trabalhe as duas pernas. Este alongamento é excelente para os quadris, a região inferior das costas e a virilha. Você pode olhar por cima do ombro, para trás, para alongar o pescoço e a parte superior das costas.

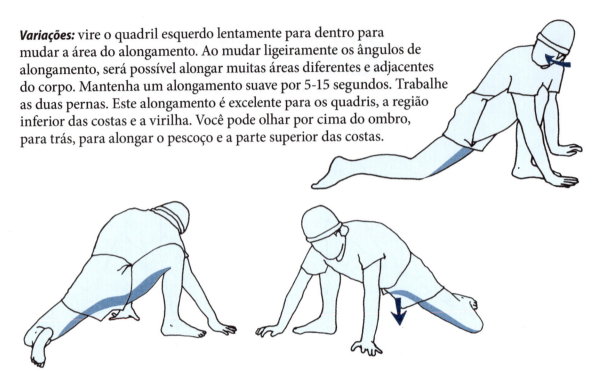

Partindo do alongamento anterior para o quadril, você pode isolar um alongamento para a parte interna da coxa. Flexione o joelho de trás e desloque o pé para dentro. Esse movimento criará um ângulo de 90° na articulação do joelho. Agora, passe os ombros para o lado de dentro dos joelhos apoiando as mãos no chão para manter o equilíbrio. Abaixe os quadris para alongar a parte interna da coxa (virilha). Não mova o joelho da perna que está atrás nem o pé da perna que está à frente. Certifique-se de que o joelho da frente está bem posicionado acima do calcanhar. Mantenha um alongamento suave por 5-15 segundos. Faça com o outro lado. Alongue as duas pernas.

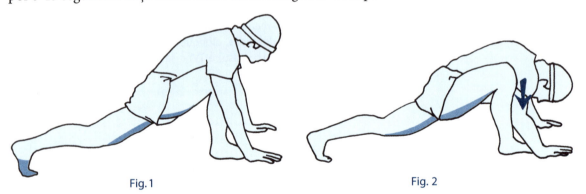

Fig. 1   Fig. 2

Um excelente alongamento para a flexibilidade do quadril: com o joelho da frente posicionado bem acima do tornozelo, desloque o peso do corpo sobre os dedos dos pés e a porção macia do pé de trás (*fig. 1*). Agora, mantenha um alongamento suave com a perna de trás quase esticada, por 15-20 segundos. Imagine a parte anterior do quadril indo para baixo para criar a tensão correta de alongamento. Use as mãos para equilibrar. Este movimento alonga a virilha, os tendões, o quadril e, possivelmente, a parte posterior do joelho da perna que está esticada. Faça com as duas pernas.

Outra variação é abaixar o tronco pelo lado de dentro do joelho da perna que está à frente (*fig. 2*). Mantenha um alongamento confortável por 10-15 segundos.

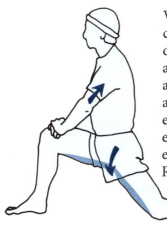

Você também pode alongar a região pélvica com o tronco ereto, conforme mostrado a seguir. Comece com uma das pernas à frente da outra, com o tornozelo da perna à frente posicionado bem abaixo do joelho. O outro joelho fica apoiado no chão. Coloque as mãos sobre a coxa, logo acima do joelho. Para alongar a parte anterior do quadril e a coxa, estique os braços para manter o tronco ereto, enquanto abaixa a parte anterior do quadril. Este é um excelente alongamento para a parte anterior do quadril (iliopsoas) e bom para a região inferior das costas. Sustente por 5-15 segundos. Repita com o outro lado.

Utilize a mesma técnica do último alongamento; desta vez, o joelho da perna de trás fica afastado do chão e você se apoia na porção macia do pé, deixando a perna de trás mais esticada. Este alongamento aumenta a flexibilidade na área da pelve e do quadril. Mantenha por 5-15 segundos. Faça com os dois lados. Nesta posição, você ficará tentado a balançar e alongar ao mesmo tempo. Como no alongamento anterior, abaixe a parte anterior do quadril deixando o torso ereto (vertical).

RESUMO DOS ALONGAMENTOS PARA AS PERNAS

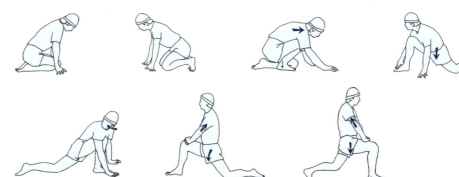

Você pode fazer estes alongamentos, nesta ordem, em série.

Os alongamentos: *Para as pernas*

Alongamentos para a região inferior das costas, quadris, virilhas e tendões

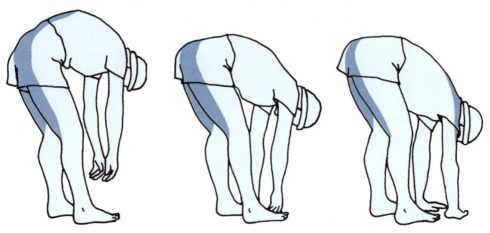

Comece em pé, com os pés alinhados com os ombros e apontados para a frente. Lentamente, incline-se para a frente a partir dos quadris. *Mantenha os joelhos ligeiramente flexionados* (2-3 cm) durante o alongamento para não forçar a região inferior das costas. Relaxe o pescoço e os braços. Incline-se até sentir um alongamento moderado na parte posterior das pernas. Permaneça assim por 5-15 segundos, até ficar relaxado. Relaxe fisicamente, concentrando-se mentalmente na área que está sendo trabalhada. Não faça o alongamento com os joelhos travados nem balance. Simplesmente mantenha um alongamento suave.

> Alongue-se de acordo com a sua *sensação* e não para ver até onde consegue chegar.

Este alongamento será sentido principalmente nos tendões (parte posterior das coxas) e na parte posterior dos joelhos. As costas também serão trabalhadas, mas você sentirá o alongamento em especial na parte posterior das pernas.

Voltando à posição vertical

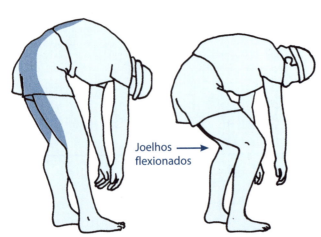

Joelhos flexionados

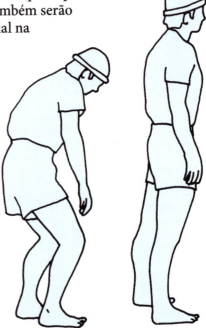

54 Os alongamentos

Importante: sempre que você se inclinar para a frente a partir da cintura para fazer um alongamento, lembre-se de flexionar ligeiramente os joelhos (mais ou menos 2-3 cm). Isso aliviará a pressão na região inferior das costas. Use os grandes músculos das coxas para ficar em pé, em vez dos pequenos músculos da região lombar. Nunca volte à posição vertical com os joelhos travados.

O mesmo princípio vale para quando estamos erguendo objetos pesados (*veja p. 218-220*, "Cuidados com as costas").

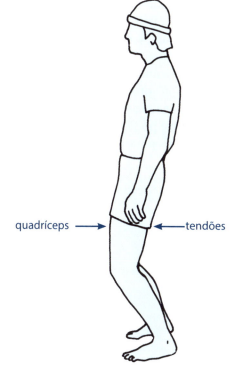

Alongamento não é competição. Você talvez não consiga tocar os dedos dos pés. A intenção é torná-lo mais flexível, não alongar tanto quanto as outras pessoas.

Técnicas da FNP: *Contrair – Relaxar – Alongar.* A seguir, flexione os joelhos, deixando os calcanhares totalmente apoiados no chão, os dedos dos pés voltados para a frente e os pés alinhados com os ombros. Mantenha por 30 segundos. Com os joelhos flexionados, você contrai os quadríceps e relaxa os tendões. A principal função dos quadríceps é esticar as pernas. A função básica dos tendões é flexionar os joelhos. Como esses músculos têm ações opostas, a contração dos quadríceps relaxa os tendões.

Mantendo essa posição de joelhos flexionados, sinta a diferença entre as partes anterior e posterior da coxa. Os quadríceps devem estar firmes e contraídos, enquanto os tendões estarão macios e relaxados. É mais fácil alongá-los se eles tiverem sido primeiro relaxados.

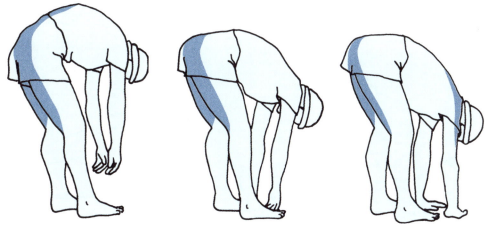

Depois de manter a posição de joelhos flexionados, fique em pé e abaixe-se de novo com os joelhos ligeiramente flexionados (2-3 cm). Não balance. É provável que você já consiga inclinar-se um pouco mais. Sustente por 5-15 segundos.

Os alongamentos: *Para a região inferior das costas, quadris, virilhas e tendões*

> Lembre-se sempre de flexionar os joelhos ao retornar à posição vertical. Isso diminui qualquer tensão na região inferior das costas.

Você deve estar numa posição confortável e estável ao alongar-se.

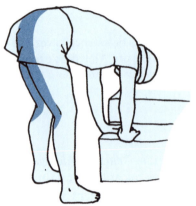

Você achará mais fácil manter este alongamento se puder distribuir o peso do corpo entre os braços e as pernas. Se não conseguir alcançar os dedos dos pés (ou tornozelos) com os joelhos ligeiramente flexionados (muitas pessoas não conseguem), use um degrau ou uma pilha de livros para apoiar as mãos. Encontre o ponto de equilíbrio entre as mãos e os pés para relaxar.

Variação: segure a parte anterior das pernas na altura das panturrilhas ou dos tornozelos. Puxando para baixo a parte superior do corpo (suavemente!) com as mãos, você poderá aumentar o alongamento nas pernas e nas costas, concentrando-se em relaxar numa posição bem estável. Não exagere. Relaxe e alongue-se. Mantenha os joelhos ligeiramente flexionados.

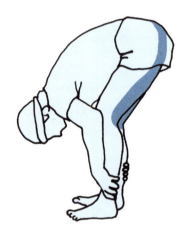

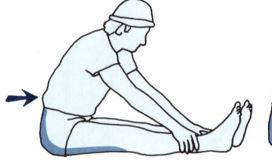 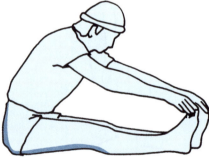

A seguir, sente-se com as pernas esticadas e os pés voltados para cima, os calcanhares afastados no máximo 15 cm. Incline-se a partir dos quadris para criar um alongamento suave. Mantenha por 5-15 segundos. É provável que você sinta o alongamento logo atrás dos joelhos e na parte posterior das coxas. Você também pode sentir um alongamento na região lombar se as costas estiverem tensas.

56 Os alongamentos: *Para a região inferior das costas, quadris, virilhas e tendões*

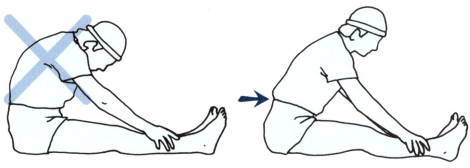

Não mergulhe a cabeça para a frente ao iniciar este alongamento. Tente evitar que os quadris rolem para trás.

Pense em inclinar-se a partir dos quadris, sem arredondar a parte superior das costas.

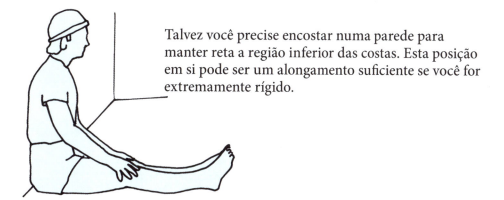

Talvez você precise encostar numa parede para manter reta a região inferior das costas. Esta posição em si pode ser um alongamento suficiente se você for extremamente rígido.

Se você não conseguir relaxar enquanto executa este alongamento, use uma toalha para ajudá-lo. Com as mãos e os braços, puxe-se para a frente (delicadamente!) a partir dos quadris até o ponto em que consiga relaxar e mesmo assim obter um alongamento. Vá descendo os dedos pela toalha, até sentir um alongamento agradável. Tenha cuidado. Não se exceda.

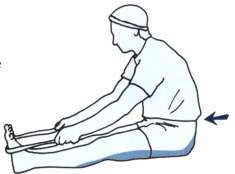

> Se sentir que este alongamento está pressionando a região inferior das costas, ou se você tem problemas nessa área, faça os alongamentos das páginas 39 e 58. Eles serão mais confortáveis.

Tome cuidado ao fazer alongamentos com as duas pernas à frente ou ao inclinar-se para a frente a partir dos quadris quando estiver em pé. Você não deve alongar-se em excesso nessas posições. Uma vez que a parte posterior de cada perna provavelmente difere em rigidez e tensão, não alongue as duas pernas ao mesmo tempo se tiver problemas na região inferior das costas. Fica mais fácil para as costas se você trabalhar uma perna de cada vez.

Os alongamentos: *Para a região inferior das costas, quadris, virilhas e tendões*

Deite-se de costas e erga a perna
direita formando um ângulo de 90°
na articulação da coxa. Mantenha a
região inferior das costas totalmente
apoiada no chão. Sustente por 10-20
segundos, Repita com a outra perna.
Se necessário, segure a parte posterior
da perna para criar o alongamento,
ou coloque uma toalha ou corda
elástica em redor da porção macia do pé e puxe suavemente.
Alongue-se somente até onde for confortável. Se desejar, coloque
uma almofada sob a cabeça para ficar mais confortável.

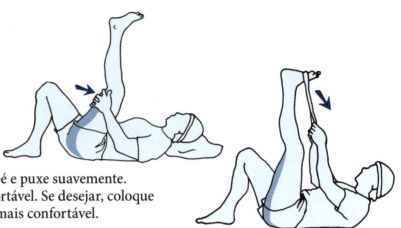

Para alongar a virilha

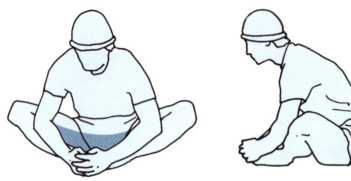

Una a sola dos pés e segure nos dedos. Suavemente, puxe-se para a frente, inclinando a partir dos quadris até sentir um bom alongamento na virilha. Talvez você também sinta um alongamento nas costas. Sustente por 20 segundos. Não faça o movimento inicial para este alongamento a partir da cabeça e dos ombros. Mova-se a partir dos quadris (*veja a p. 15*, "Começando"). Tente manter os cotovelos na lateral das pernas para ficar estável e equilibrado. Contraia moderadamente os músculos abdominais ao inclinar-se para a frente; isso vai aumentar a sua flexibilidade.

> Lembre-se: não balance enquanto estiver se alongando. Encontre uma posição confortável que lhe permita alongar-se e relaxar ao mesmo tempo.

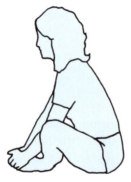 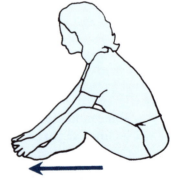

Se você encontrar dificuldade para inclinar-se à frente, talvez os calcanhares estejam muito próximos das virilhas.

Nesse caso, coloque os pés um pouco mais à frente. Isso lhe permitirá inclinar-se para a frente a partir dos quadris.

58 Os alongamentos: *Para a região inferior das costas, quadris, virilhas e tendões*

Variações para pessoas rígidas na área das virilhas

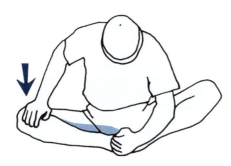

Segure os pés com uma das mãos, deixando o cotovelo ao lado da parte interna da perna para mantê-la abaixada e estável. Agora, com a outra mão apoiada na parte interna da perna (*não sobre o joelho*), empurre suavemente a perna para baixo para isolar e alongar esse lado da virilha. Se você é rígido nessa região, este alongamento deixará a virilha mais flexível, permitindo que os joelhos abaixem de modo mais natural. Faça dos dois lados. Sustente por 10-15 segundos.

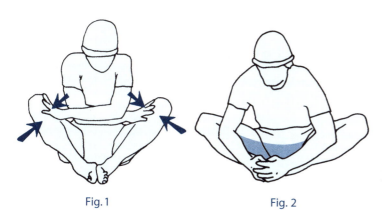

Fig. 1 Fig. 2

Técnicas da FNP: *Contrair – Relaxar – Alongar.* Com as mãos opondo uma suave resistência à parte interna das coxas opostas, tente unir os joelhos apenas o suficiente para contrair os músculos na virilha (*fig. 1*). Sustente essa tensão estabilizada por 4-5 segundos e então relaxe e trabalhe as virilhas como nos alongamentos anteriores (*fig. 2*). Isso ajuda a relaxar virilhas rígidas. Esta técnica é valiosa para atletas com problemas na região.

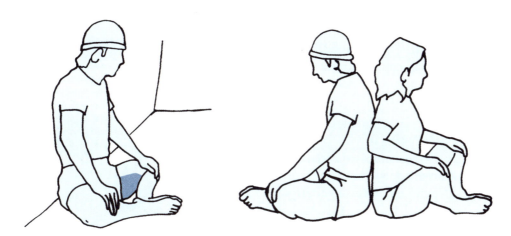

Outra maneira de alongar músculos rígidos das virilhas é sentar-se encostado numa parede ou num sofá – algo que possa servir de apoio. Com as costas retas e as solas dos pés unidas, use as mãos para empurrar suavemente para baixo a parte interna das coxas (não coloque as mãos *sobre os* joelhos, mas logo acima deles). Empurre delicadamente até sentir um alongamento bom, uniforme. Relaxe e mantenha por 20-30 segundos.

Também é possível fazer este alongamento com um parceiro. Sentem-se de costas um para o outro para obter estabilidade.

Os alongamentos: *Para a região inferior das costas, quadris, virilhas e tendões*

Se você tem dificuldade de sentar de pernas cruzadas, estes alongamentos para a virilha começarão a tornar essa posição mais fácil.

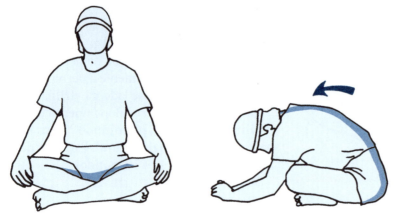

Para alongar a parte posterior e a parte interna das pernas, sente-se de pernas cruzadas e incline-se para a frente até sentir um alongamento confortável. Se puder, coloque os cotovelos à sua frente. Mantenha e relaxe. Este é um alongamento simples para a maioria das pessoas e realmente provoca uma sensação agradável na região inferior das costas. Não prenda a respiração. Alongue-se por 15-20 segundos.

Variação: incline o tronco por cima do joelho, em vez de inclinar-se para a frente. Isso é bom para os quadris. Pense em inclinar-se a partir deles.

Torção da coluna

A torção da coluna é benéfica para a parte superior das costas, região inferior das costas, lateral dos quadris e caixa torácica; também aumenta a sua capacidade de virar para o lado ou olhar para trás sem que você precise virar o corpo inteiro.

Sente-se com a perna direita esticada. Flexione a perna esquerda e passe o pé esquerdo sobre a perna direita, colocando-o na lateral do joelho direito. Então, flexione o cotovelo direito, apoiando-o na lateral da coxa esquerda, logo acima do joelho. Use o cotovelo para manter essa perna imóvel, exercendo uma pressão controlada para dentro.

Agora, com a mão esquerda apoiada atrás de você, expire lentamente e vire a cabeça para olhar por cima do ombro esquerdo; ao mesmo tempo, gire o tronco na direção da mão e do braço esquerdos. Ao girar o tronco, pense em virar os quadris na mesma direção (apesar de eles não se moverem porque o cotovelo direito está mantendo a perna esquerda imóvel). Este movimento vai alongar a região inferior das costas e a lateral do quadril. Mantenha por 5-15 segundos. Faça dos dois lados.

Respiração:
- Profunda
- Relaxada
- Ritmada

60 Os alongamentos: *Para a região inferior das costas, quadris, virilhas e tendões*

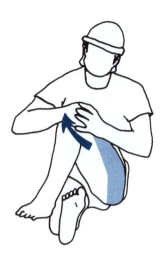

Variação: puxe o joelho na direção do ombro oposto até sentir um alongamento suave na lateral do quadril. Mantenha por 10-15 segundos. Faça dos dois lados.

> As pessoas tendem a ficar mais tempo no primeiro membro ou região que estão sendo alongados e, geralmente, trabalharão antes o seu lado "fácil" ou mais flexível. Assim, mais tempo é dedicado ao lado "bom" e menos ao lado "ruim". Para corrigir isso, alongue primeiro o seu lado rígido, o que o ajudará a equilibrar sua flexibilidade total.

RESUMO DOS ALONGAMENTOS PARA A REGIÃO INFERIOR DAS COSTAS, QUADRIS, VIRILHAS E TENDÕES

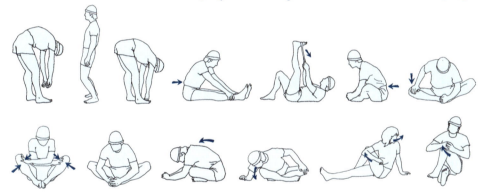

Você pode fazer estes alongamentos, nesta ordem, em série.

Agora, vamos rever algumas das técnicas básicas de alongamento:

- Não alongue em excesso, especialmente no início. Faça um alongamento leve e aumente-o depois de sentir-se relaxado.

- Fique numa posição confortável ao manter um alongamento; a tensão do alongamento deve diminuir enquanto ele é mantido. Nada de alongamentos drásticos e estáticos.

- Respire lenta, profunda e naturalmente – expire ao inclinar-se para a frente. Não se alongue até um ponto no qual você não possa respirar normalmente.

- Não balance o corpo. O movimento de balanço pode enrijecer os músculos que você está tentando alongar.

- *Pense na área que está sendo alongada.* Sinta o alongamento. Se a tensão aumentar enquanto você se alonga, você está exagerando. Ceda um pouco até chegar a uma posição confortável.

- Não se concentre na flexibilidade. Aprenda apenas a alongar-se adequadamente e a flexibilidade virá com o tempo. (A flexibilidade é apenas uma das muitas consequências do alongamento.)

Outros aspectos que merecem atenção:

- A cada dia estamos diferentes. Em alguns estamos mais tensos, noutros mais soltos.

- Beba muita água. Os músculos alongam mais facilmente quando o seu corpo está bem hidratado.

- Você pode controlar o que sente por aquilo que faz.

- A regularidade é um dos fatores mais importantes no alongamento. Alongue-se com regularidade e naturalmente você desejará tornar-se mais ativo e entrar em forma.

- Não se compare com outras pessoas. Mesmo que você seja rígido e tenso, não deixe que isso o impeça de alongar-se e melhorar.

- Alongar-se adequadamente significa não ultrapassar os próprios limites, ficando relaxado e sem fazer comparações com o que os outros conseguem fazer.

- O alongamento mantém o corpo preparado para o movimento.

- Alongue-se toda vez que sentir vontade. O alongamento sempre fará você se sentir bem.

Alongamentos para costas, quadris e pernas

> Ao fazer estes alongamentos para as costas, é melhor trabalhar sobre uma superfície firme mas não dura, como uma manta macia ou uma esteira firme. Se a superfície for muito dura, você não conseguirá relaxar com tanta facilidade.

Deite-se de costas e puxe a perna esquerda na direção do tórax. Se possível, mantenha a parte de trás da cabeça sobre a manta, mas não force. Se não conseguir fazê-lo com a cabeça abaixada, apoie-a numa almofada. Mantenha a outra perna tão esticada quanto possível sem travar o joelho. Sustente por 30 segundos. Faça com os dois lados. Este movimento vai relaxar lentamente os músculos das costas e os tendões.

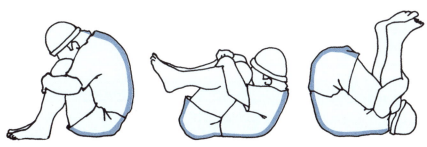

Rolando a coluna: não faça este alongamento sobre uma superfície dura; use uma esteira ou manta. Na posição sentada, segure os joelhos com as mãos e puxe-os na direção do tórax. Suavemente, role a coluna para cima e para baixo, mantendo o queixo abaixado, próximo do tórax. Este movimento vai alongar ainda mais os músculos ao longo da coluna.

Tente rolar de maneira uniforme e controlada. Role para trás e para a frente de 4 a 8 vezes ou até sentir que as costas estão ficando mais soltas. Não tenha pressa.

> **Lembre-se:** se você tem algum problema no pescoço, seja muito cuidadoso ao fazer estes alongamentos.

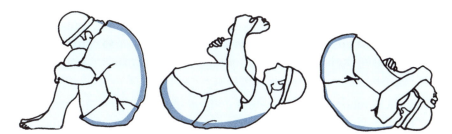

Rolando a coluna com as pernas cruzadas: comece a partir da posição sentada, como no rolamento anterior. Enquanto rola para trás, cruze as pernas e, ao mesmo tempo, puxe os pés (segurando-os pelas laterais) na direção do tórax. Então, solte-os enquanto rola de volta à posição sentada, com os pés juntos e descruzados. (Sempre comece os rolamentos com as pernas descruzadas.)

A cada repetição, alterne o cruzamento das pernas para que, na fase de puxá-las na direção do tórax, a região inferior das costas possa ser alongada igualmente dos dois lados. Faça de 6 a 8 repetições.

> **Advertência:** se as suas costas forem extremamente tensas, não as alongue demais no começo. Foque na técnica e no equilíbrio; sempre puxe as pernas na direção do tórax com um movimento constante e tranquilo. Trabalhe lenta e suavemente, concentrando-se no relaxamento. Seja paciente.

Vá devagar nos alongamentos para as costas. Não tenha pressa. Concentre-se em relaxar em cada movimento executado. Encontre a tensão do alongamento que proporciona uma sensação agradável. Não se torture.

> **Cuidado:** se você tem um problema no pescoço (cervical) ou na região inferior das costas, tenha cuidado com estes alongamentos e variações. Eles são difíceis para muitas pessoas. Se você achá-los desagradáveis, não os faça.

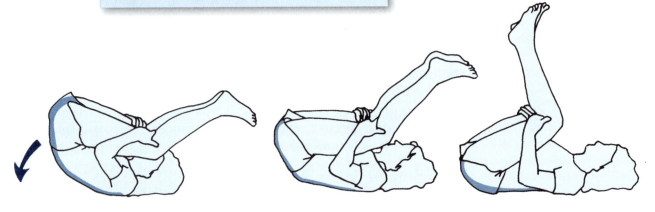

Com as pernas erguidas acima da cabeça, numa posição moderada, role lentamente para baixo, tentando rolar sobre cada vértebra, uma de cada vez. A princípio, é possível que você desça muito rápido, mas com a prática as costas ficarão mais soltas e você conseguirá abaixar-se lentamente, vértebra por vértebra.

Coloque as mãos atrás dos joelhos e *mantenha-os flexionados* enquanto rola para baixo. Use os braços e as mãos para manter as pernas paradas. Isso lhe dará maior controle sobre a velocidade da descida. Deixe a cabeça apoiada no chão. Talvez você precise inclinar um pouco a cabeça para a frente para manter o equilíbrio enquanto rola para baixo.

O rolamento com as pernas erguidas acima da cabeça é uma boa maneira de descobrir exatamente as partes das costas que são mais tensas. As que forem mais difíceis de abaixar *lentamente* são as mais tensas. Mas você pode alongar a coluna e eliminar a tensão e a rigidez se reservar algum tempo, todos os dias, para trabalhar nela suavemente.

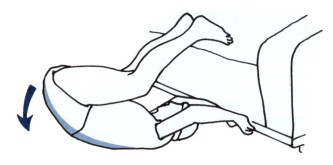

Para adquirir mais controle sobre o alongamento das costas, ao abaixar as pernas coloque os braços acima da cabeça e segure-se em alguma coisa estável, como um móvel pesado. Agora, com uma ligeira flexão dos braços e com os joelhos flexionados, abaixe o corpo *lentamente*, uma vértebra por vez. Segurando-se a algo firme, você será capaz de alongar mais completamente as costas. Faça o movimento devagar e de forma controlada.

> Não exagere; ao contrário, aumente *gradativamente* o seu bem-estar físico.

O alongamento com as pernas acima da cabeça numa posição moderada permite alongar as costas e favorece a circulação do sangue dos membros inferiores para a parte superior do corpo.

De cócoras: muitas pessoas sentem cansaço na região inferior das costas após horas sentadas ou em pé. Ficar de cócoras ajuda a diminuir essa tensão.

> ***Cuidado:*** acredito que ficar de cócoras é uma de nossas posições mais naturais. Contudo, devido a problemas nos joelhos, algumas pessoas não podem nem devem ficar assim. Sempre consulte um profissional qualificado caso você tenha dúvidas a respeito do que o seu corpo é capaz de fazer.

A partir da posição em pé, fique de cócoras com os pés totalmente apoiados no chão e os dedos apontados para fora num ângulo de cerca de 15°. Os calcanhares devem estar afastados de 10 a 30 cm, dependendo da sua flexibilidade ou, conforme você for se familiarizando com os alongamentos, dependendo de que partes do corpo deseja alongar. A posição de cócoras trabalha os joelhos, as costas, os tornozelos, o tendão de aquiles e a virilha. Mantenha os joelhos para fora da linha dos ombros, bem acima dos dedões dos pés. Fique assim confortavelmente por 10-15 segundos. Para muitas pessoas, esta posição é fácil; para outras, difícil.

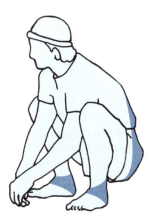

Variações: a princípio, pode haver problemas com o equilíbrio, como cair para trás devido à rigidez nos tornozelos e no tendão de aquiles. Se você não conseguir ficar de cócoras conforme ilustrado, há outras maneiras de aprender esta posição.

Os alongamentos: *Para costas, quadris e pernas* **65**

Tente ficar de cócoras na rampa de uma garagem ou na encosta de um morro

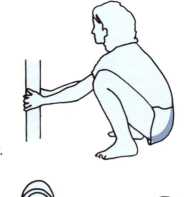

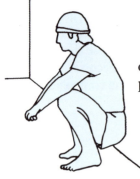 ou encostando-se numa parede.

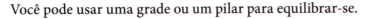

Você pode usar uma grade ou um pilar para equilibrar-se.

Depois de ter praticado um pouco, a posição de cócoras torna-se muito confortável e ajuda a aliviar a tensão na região inferior das costas. Agora, retorne à posição em pé conforme ilustrado a seguir.

Variações: a partir da posição em pé, apoie as mãos nas coxas, logo acima dos joelhos. Os pés devem estar alinhados com os ombros. Lentamente, abaixe os quadris enquanto empurra de forma suave as coxas para fora, até sentir um alongamento brando na região da virilha. Mantenha por 15 segundos. Este movimento também alonga os tornozelos e a área do tendão de aquiles. Não deixe os quadris descerem abaixo dos joelhos.

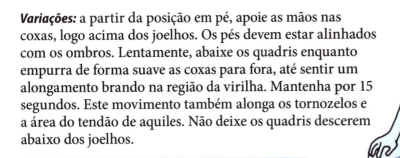

Se você já teve algum problema nos joelhos, cuidado. Se sentir dor, interrompa o alongamento.

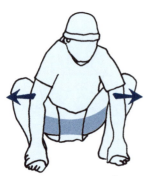 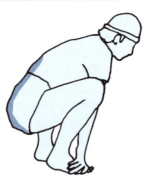

Para aumentar o alongamento na virilha a partir da posição de cócoras, coloque os cotovelos por dentro dos joelhos, empurrando suavemente para fora com os dois cotovelos, enquanto se inclina um pouco para a frente a partir dos quadris. Os polegares devem estar na parte interna dos pés e os outros dedos na lateral dos pés. Mantenha por 15 segundos. Não alongue em excesso. Se tiver problemas para equilibrar-se, erga ligeiramente os calcanhares.

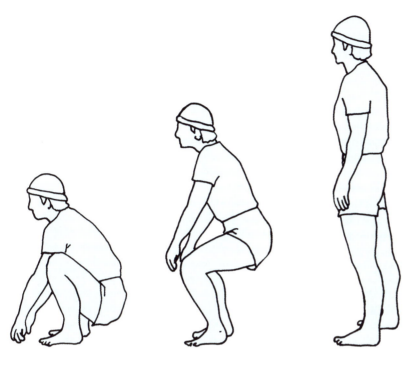

Para ficar em pé a partir da posição de cócoras, abaixe um pouco o queixo e levante-se com as costas retas deixando os *quadríceps fazerem todo o trabalho*. Não jogue a cabeça para a frente enquanto se levanta porque esse movimento pressiona demais a região inferior das costas e o pescoço.

RESUMO DOS ALONGAMENTOS PARA COSTAS, QUADRIS E PERNAS

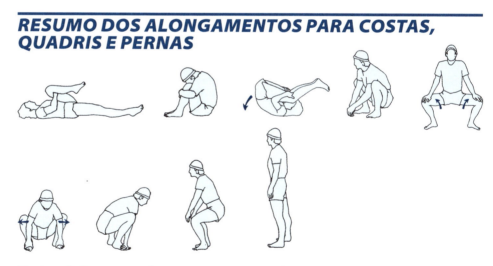

Você pode fazer estes alongamentos, nesta ordem, como série para as costas.

Manter as tensões certas de alongamento por um tempo permite ao corpo adaptar-se a essas novas posições. Logo a área que está sendo alongada vai adaptar-se à suave tensão e o corpo será capaz de assumir novas posições sem a tensão sentida antes.

Elevação dos pés

A elevação dos pés antes e depois de uma atividade é um excelente meio para revitalizar as pernas, ajudando a mantê-las leves e cheias de uma energia firme para a vida diária e atividades rotineiras. É uma maneira maravilhosa de descansar e relaxar pés cansados, especialmente se você ficou em pé o dia todo. Ajuda o corpo inteiro a sentir-se bem e é um modo simples de ajudar a prevenir ou aliviar veias varicosas. Recomendo a elevação dos pés pelo menos duas vezes ao dia, por 2 a 3 minutos ou mais, para revitalização e relaxamento.

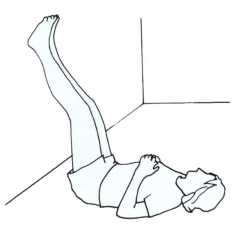

Um modo simples de elevar os pés é deitar no chão e apoiá-los contra uma parede. Mantenha a região inferior das costas totalmente apoiada no chão. As nádegas devem estar a pelo menos 5 cm da parede. Se não houver uma parede por perto, você pode elevar os pés partindo da posição com as pernas erguidas acima da cabeça ou simplesmente colocando algumas almofadas sob os pés para erguê-los, deixando-os numa posição mais elevada do que o coração. A princípio, eleve os pés cerca de um minuto, aumentando aos poucos a duração da postura. Se os pés começarem a ficar dormentes, vire para o lado e depois sente-se. (Veja na p. 20 a maneira adequada de sentar a partir desta posição.) *Não se levante muito depressa após a elevação dos pés ou você pode sentir um pouco de tontura.*

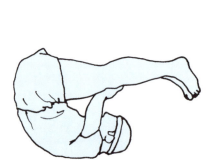 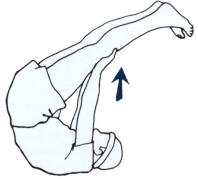

Coloque a palma das mãos sobre os joelhos com os dedos apontados para os dedões dos pés. Estique os braços. Se você relaxar na altura dos quadris, os braços cuidarão do peso das pernas. Esta é uma posição muito relaxante. Na *hatha* ioga ela é chamada de "postura da tranquilidade". Existe um ponto de equilíbrio na parte de trás da cabeça e na parte superior da coluna quando se assume esta posição. É difícil encontrá-lo, mas não tanto quanto possa parecer a princípio. Tente pelo menos 10-12 vezes. Um pouco de prática vai torná-la fácil.

Tenha cuidado ao fazer este movimento caso você tenha qualquer problema na parte superior das costas ou no pescoço.

> Sabemos que é bom fazer alongamentos e exercícios com regularidade, mas só esse conhecimento não basta. O importante é *fazer*, pois do que serve o conhecimento se ele não é usado para vivermos de forma mais plena?

68 Os alongamentos

A BodySlant®: uma ótima maneira de elevar os pés e alongar-se é deitar na BodySlant. Não faça nenhum exercício nela, apenas fique deitado e relaxe por cerca de 5 minutos, aumentando aos poucos o tempo até 15-20 minutos. Colocar as mãos sobre o tórax ou o estômago diminui o arco na região inferior das costas.

Esta é uma boa posição para contrair o abdome e afinar o corpo. Aos poucos, os órgãos internos voltarão à sua posição normal. Para as pessoas que desejam parecer e sentir-se magras, a BodySlant é excelente.

Ao levantar-se da BodySlant, sente-se por 2-3 minutos antes de ficar em pé. Você deve erguer-se lentamente depois de todas as posições com os pés elevados, para não sentir tontura.

Alongando-se na BodySlant

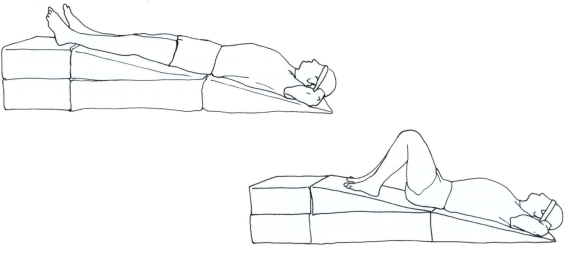

Veja a p. 29.

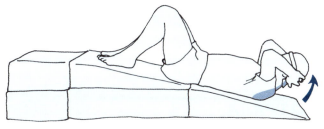

Veja a p. 27.

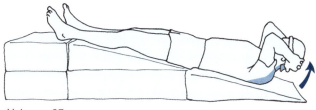

Veja a p. 27.

Os alongamentos: *Elevação dos pés* **69**

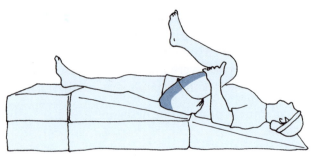

Veja a p. 31.

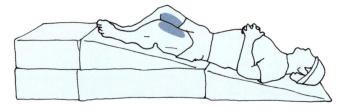

Veja a p. 26.

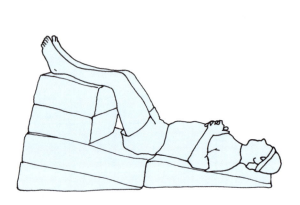
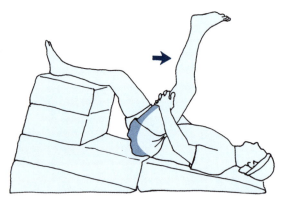

Veja a p. 58.

RESUMO DOS ALONGAMENTOS PARA ELEVAÇÃO DOS PÉS

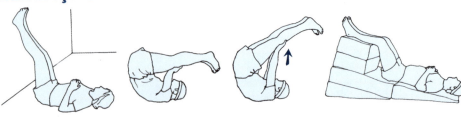

70 Os alongamentos: *Elevação dos pés*

Alongamentos em pé para pernas e quadris

Esta sequência de alongamentos vai ajudá-lo em caminhadas ou corridas, proporcionando flexibilidade e energia às pernas. Todos estes alongamentos podem ser feitos em pé.

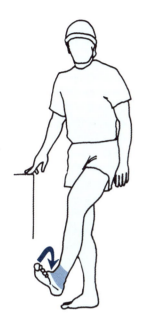

Se possível, apoie-se em alguma coisa para equilibrar-se. Erga o pé esquerdo, tirando-o do chão, e gire o pé e o tornozelo 10-12 vezes no sentido horário e depois 10-12 vezes no sentido anti-horário. Repita com o pé e o tornozelo direitos. Este movimento ativa a circulação das pernas.

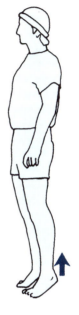

Técnicas da FNP: *Contrair – Relaxar – Alongar.* Antes de alongar as panturrilhas, fique na ponta dos pés por 3-4 segundos para contraí-las. Então, faça o alongamento das panturrilhas a seguir. Isso vai torná-lo mais fácil.

Para alongar a panturrilha, fique em pé, um pouco afastado de uma base firme, apoiando-se nos antebraços, com a cabeça descansando sobre as mãos. Flexione uma perna e coloque o pé à frente, com a outra perna esticada para trás. Lentamente, mova o quadril para a frente, mantendo reta a região inferior das costas. Certifique-se de manter o calcanhar da perna esticada todo apoiado no chão, com os dedos apontados para a frente ou ligeiramente voltados para dentro. Sustente um alongamento suave por 10-15 segundos. Não balance. Agora, trabalhe a outra perna. *Veja também a p. 15, "Começando".*

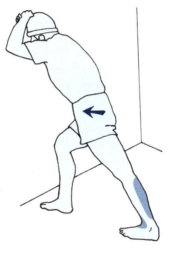

Para criar um alongamento para a área do músculo solear e do tendão de aquiles, abaixe os quadris enquanto flexiona ligeiramente o joelho. Durante o alongamento, os dedos do pé que está atrás devem ficar um pouco voltados para dentro ou bem à frente. Mantenha o calcanhar abaixado. Este alongamento melhora a flexibilidade do tornozelo. Sustente por 10 segundos. A área do tendão de aquiles só precisa de uma *pequena sensação de alongamento.*

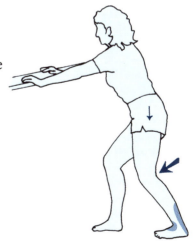

Os alongamentos **71**

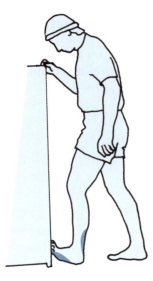

A área do tendão de aquiles e o tornozelo podem ser alongados de outra maneira. Apoie o pé esquerdo contra uma parede, com o calcanhar flexionado e os dedos voltados para cima, conforme a ilustração. Mova a parte superior do corpo para a frente até sentir uma tensão moderada de alongamento no tendão de aquiles. Mantenha por 8-10 segundos. Este exercício também alonga a sola e os dedos do pé.

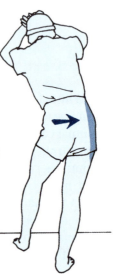

Para alongar a lateral do quadril, comece na mesma posição do alongamento para a panturrilha. Alongue o lado direito do quadril, virando-o ligeiramente para dentro. Projete para o lado a lateral do quadril direito enquanto inclina de leve os ombros na direção oposta. Sustente um alongamento constante por 5-15 segundos. Faça dos dois lados. Mantenha o pé da perna que está atrás apontado para a frente, com o calcanhar todo apoiado no chão.

A boa forma constante pode começar na escola

Antigamente, os alunos passavam muitas horas nas aulas de educação física, aprendendo apenas jogos e esportes. Quando havia exercícios de alongamento, era utilizada a técnica do balanço, do "sem dor não adianta". Atualmente, uma nova geração de professores tem a oportunidade de ensinar os alunos a cuidar de si mesmos: alongando-se de forma adequada, alimentando-se corretamente, tornando o exercício um componente natural de um estilo de vida saudável. Seria ótimo se as crianças saíssem da escola com uma atitude positiva diante da ideia de continuar saudáveis pelo resto da vida.

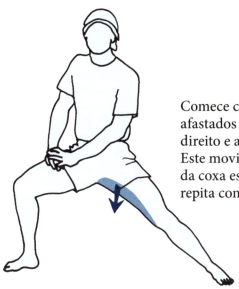

Comece com os pés apontados para a frente e um pouco mais afastados do que a linha dos ombros. Flexione um pouco o joelho direito e abaixe o quadril esquerdo na direção do joelho direito. Este movimento proporcionará um alongamento na parte interna da coxa esquerda (virilha esquerda). Mantenha por 5-15 segundos e repita com a coxa direita.

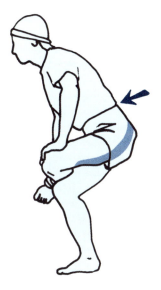

Fique em pé sobre um dos pés com o joelho ligeiramente flexionado e coloque a lateral da perna oposta logo acima do joelho. Coloque uma das mãos sobre a parte interna do tornozelo e a outra mão sobre a coxa. Agora, flexione um pouco mais o joelho enquanto inclina o tórax para a frente em direção à perna dobrada. Este é um teste para o seu equilíbrio. Mantenha um alongamento moderado por 5-10 segundos. Faça dos dois lados. Este movimento alonga a lateral do quadril (área piriforme). Não prenda a respiração.

Apoie-se em alguma coisa e puxe o joelho na direção do tórax. Não se incline para a frente a partir da cintura ou dos quadris. Este movimento alonga suavemente a parte superior dos tendões, as nádegas e os quadris. O pé apoiado no chão deve estar apontado para a frente, com o joelho levemente flexionado (3 cm). Mantenha por 5-15 segundos. Faça com as duas pernas.

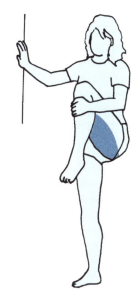

Os alongamentos: *Alongamentos em pé para pernas e quadris* 73

Coloque a porção macia do pé sobre um apoio seguro (parede, grade, mesa). Mantenha a perna de apoio voltada para a frente. Agora, flexione o joelho da perna levantada enquanto move os quadris para a frente. Este movimento deve alongar a virilha, os tendões e a parte anterior do quadril. Sustente por 10-15 segundos. Faça dos dois lados. Se puder, para manter o equilíbrio e o controle, use as mãos para segurar-se no apoio. Este alongamento tornará mais fácil levantar os joelhos.

Variação: em vez de apontar o pé da perna de apoio diretamente para a frente, vire-o para o lado (paralelo ao suporte) e alongue a parte interna das coxas. Mantenha por 10-15 segundos.

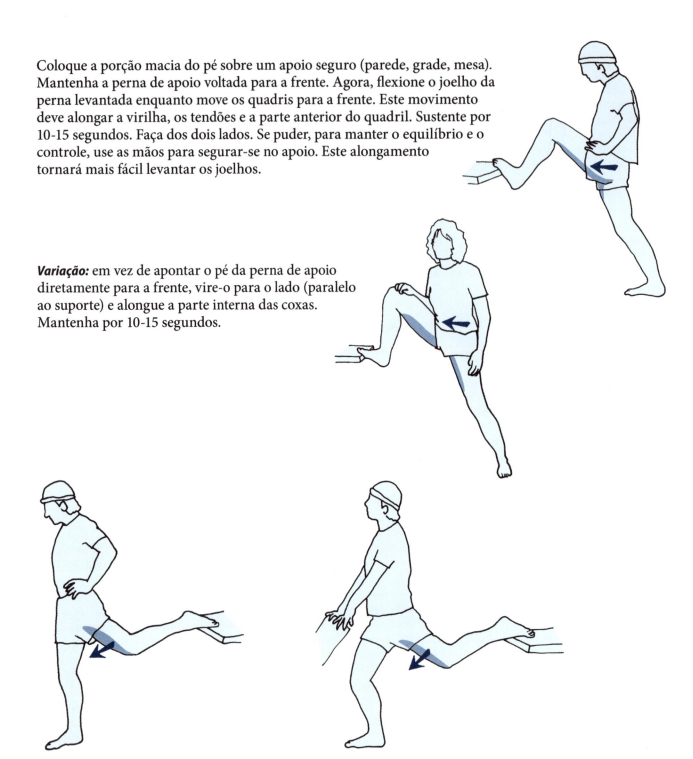

Estenda o pé para trás, apoiando o dorso sobre uma mesa, grade ou barra, a uma altura confortável. Pense em empurrar a perna (movendo-a para a frente) partindo da parte anterior do quadril, alongando essa região e os quadríceps. Contraia os músculos da nádega (glúteos) enquanto executa o alongamento. Mantenha o joelho da perna de apoio ligeiramente flexionado (3 cm) e o tronco ereto. O pé apoiado no chão deve estar apontado para a frente. Você pode modificar o movimento flexionando mais um pouco o joelho da perna de apoio. Mantenha um alongamento suave por 5-15 segundos. Por meio da prática descontraída, aprenda a sentir-se equilibrado e confortável nessa posição. Respire naturalmente. Se necessário, use uma cadeira ou outro apoio para equilibrar-se.

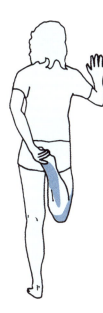

Para alongar os quadríceps e o joelho, segure o dorso do pé *direito* com a mão esquerda e suavemente puxe o calcanhar na direção das nádegas. O joelho se dobra num ângulo natural quando você segura o pé com a mão oposta. Este é um bom movimento para ser utilizado na reabilitação do joelho e em problemas que o afetam. Mantenha 10-20 segundos para cada perna.

Variação: este alongamento também pode ser feito na posição deitada de bruços. Certifique-se de alongar sem dor. Estenda a mão para trás e segure o dorso do pé oposto, entre a articulação do tornozelo e os dedos do pé. Suavemente, puxe o calcanhar na direção do meio das nádegas. Mantenha por 5-15 segundos.

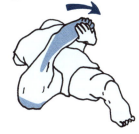

Importante: se você tem problemas no joelho, tome muito cuidado nestes alongamentos.

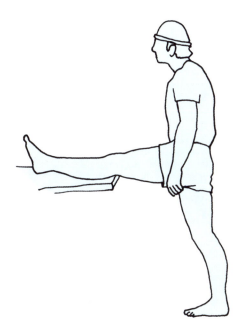

Lembre-se de manter o controle durante os alongamentos. Comece de um ponto relativamente fácil e continue a partir daí. O progresso será mais rápido se você iniciar com um alongamento suave e depois passar para o progressivo. Deixe a sua flexibilidade aumentar aos poucos. Lembre-se de que, se você forçar, não conseguirá obter os muitos benefícios do alongamento.

Apoie a parte posterior da perna sobre uma mesa ou saliência que chegue mais ou menos na sua cintura ou tenha uma altura confortável. A perna de apoio deve estar ligeiramente flexionada no joelho (2-3 cm), com o pé apontado para a frente, como na posição correta para correr ou andar.

Tome cuidado para não alongar-se em excesso nesta posição, pois isso pode colocar muita pressão na parte posterior do joelho, em especial se a perna não estiver totalmente apoiada.

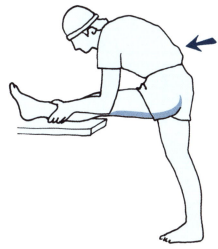

Agora, olhando para a frente, incline-se devagar a partir da cintura até sentir um bom alongamento na parte posterior da perna erguida. Mantenha por 5-15 segundos e relaxe. Encontre o ponto do alongamento suave, relaxe e depois o intensifique ligeiramente. Este é um bom movimento para corridas ou caminhadas.

Mantenha os joelhos levemente flexionados em todos os alongamentos com uma das pernas erguida.

Os alongamentos: ***Alongamentos em pé para pernas e quadris*** 75

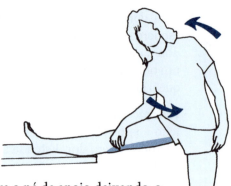

Para alongar a parte interna da perna erguida, vire o pé de apoio deixando-o paralelo ao suporte. Vire o tronco na mesma direção do pé de apoio e o quadril direito ligeiramente para dentro. Bem devagar, incline-se para o lado, levando o ombro direito na direção do joelho direito. Este movimento alonga a parte interna da coxa direita. Mantenha suavemente por 5-15 segundos. O joelho da perna de apoio deve estar levemente flexionado. Repita com a outra perna.

Variação: para modificar o alongamento, use a mão direita para puxar a mão e o braço esquerdos para cima e por sobre a cabeça. Este movimento é bom para as laterais da parte superior do corpo e para a parte interna da perna que está erguida. Mantenha o joelho da perna de apoio ligeiramente flexionado. Sustente um alongamento suave por 5-15 segundos. Faça dos dois lados. Sinta a diferença em cada lado. Para executar este alongamento você deve ser razoavelmente flexível.

Lembre-se: cuidado com estes alongamentos mais difíceis, pois eles exigem equilíbrio, força e um pouco de flexibilidade.

Para modificar o alongamento, incline-se para a frente a partir da cintura, na direção do pé de apoio. A perna erguida deve permanecer reta, mas será virada para dentro quando você se inclinar. Este movimento alonga os tendões da perna de apoio. O joelho dessa perna deve estar ligeiramente flexionado (2-3 cm) durante o trabalho. Mantenha um alongamento suave por 5-15 segundos. Não prenda a respiração.

Se você quiser alongar a região da virilha da perna erguida, flexione o joelho da perna de apoio e mantenha a perna erguida reta. Se conseguir, apoie as mãos no chão para obter mais equilíbrio. Sustente um alongamento suave por 5-15 segundos.

RESUMO DOS ALONGAMENTOS EM PÉ PARA PERNAS E QUADRIS

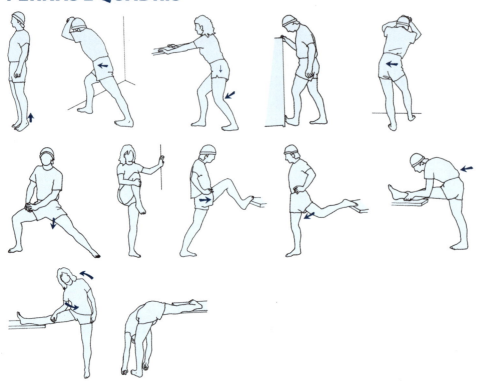

Você pode fazer estes alongamentos, nesta ordem, como série para pernas e quadris.

Evite o lento *rigor mortis*: é necessário manter uma boa flexibilidade ao longo da vida para que, à medida que envelhecemos, possamos evitar os problemas que acompanham articulações rígidas, músculos tensos e má postura. Uma das características mais marcantes do envelhecimento é a perda da amplitude de movimentos, e os alongamentos talvez sejam o que de mais importante você pode fazer para manter o corpo flexível.

Alongamentos em pé para o tronco

Os dois alongamentos seguintes são excelentes para os músculos das laterais dos braços até os quadris. Eles são executados em pé, para que você possa fazê-los a qualquer hora, em qualquer lugar. Lembre-se de manter os joelhos ligeiramente dobrados (flexionados) para equilibrar-se melhor e proteger a região inferior das costas.

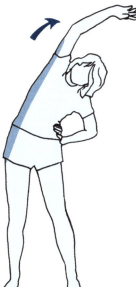

Fique em pé com os pés alinhados com os ombros e os dedos apontados para a frente. Com os joelhos ligeiramente flexionados (2-3 cm), coloque uma das mãos no quadril para apoiar-se, enquanto levanta o outro braço por sobre a cabeça. Agora, incline-se lentamente para o lado, a partir da cintura, na direção da mão apoiada no quadril. Mova-se devagar; sinta um bom alongamento. Mantenha por 5-15 segundos e relaxe. Aos poucos, aumente a duração dele. Sempre saia de uma posição devagar e mantendo o controle. Não faça movimentos rápidos ou bruscos. Respire e relaxe.

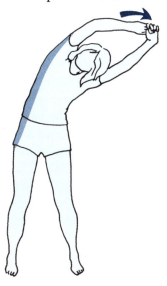

Em vez de apoiar a mão no quadril, estique os dois braços acima da cabeça. Segure a mão direita com a mão esquerda e incline-se lentamente para a esquerda, usando o braço esquerdo para puxar suavemente o braço direito acima da cabeça e para baixo, na direção do chão.

Usando um dos braços para puxar o outro, é possível aumentar o alongamento das laterais e ao longo da coluna. *Não exagere.* Mantenha um alongamento suave por 8-10 segundos.

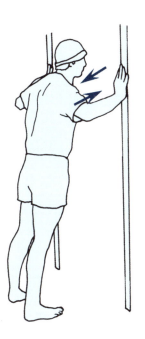
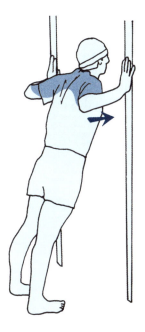

Técnica da FNP: *Contrair – Relaxar – Alongar.* Fique em pé com as mãos apoiadas nos batentes da porta, um pouco acima da altura dos ombros. Com os braços flexionados, empurre-se para trás esticando os braços, como nos exercícios de flexão. Faça de 3 a 5 repetições, relaxe e lentamente leve o tronco na direção da porta para alongar a parte anterior dos ombros e o tórax. Mantenha por 15-20 segundos numa tensão confortável.

Os alongamentos

Este alongamento para o tronco é bom para os músculos localizados lateralmente ao longo da coluna.

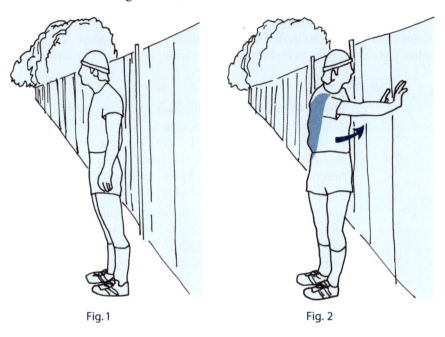

Fig. 1   Fig. 2

Fique em pé de costas, afastado cerca de 30-60 cm de um muro ou parede (*fig. 1*). Com os pés alinhados com os ombros e os dedos apontados para a frente, vire devagar o tronco até conseguir colocar facilmente as mãos no muro ou na parede, mais ou menos na altura dos ombros (*fig. 2*). Vire-se numa direção e toque a parede, retorne à posição inicial e depois trabalhe na direção oposta. Não se force a virar mais do que for confortável. Se tiver problemas nos joelhos, faça o alongamento muito devagar e com cuidado. Pare se sentir dor. Fique relaxado e não se alongue em excesso. Mantenha por 5-15 segundos. Os joelhos devem ficar ligeiramente flexionados (2-3 cm). Não prenda a respiração. Alongue o outro lado.

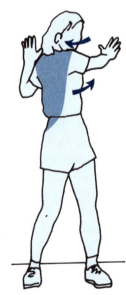

Variação: para modificar o alongamento, vire a cabeça e olhe por cima do ombro direito. Tente manter os quadris voltados para a frente e paralelos ao muro. Sustente um alongamento suave por 5-15 segundos. Faça dos dois lados.

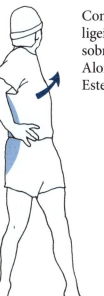

Comece com as mãos nos quadris, pés voltados para a frente, joelhos ligeiramente flexionados. Gire os quadris para a esquerda, enquanto olha por sobre o ombro esquerdo. Mantenha um alongamento suave por 10 segundos. Alongue cada lado duas vezes. Permaneça relaxado e respire naturalmente. Este é um bom alongamento para a região inferior das costas, quadris e tronco.

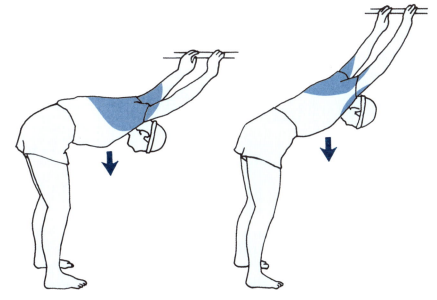

Outro bom alongamento para o tronco e para as costas é apoiar as mãos, alinhadas com os ombros, num muro ou saliência (ou na parte de cima da geladeira ou arquivo) e abaixar o tronco enquanto mantém os joelhos levemente flexionados (2-3 cm). Os quadris devem estar alinhados acima dos pés, a respiração ritmada.

Agora, flexione um pouco os joelhos e sinta a mudança no alongamento. Coloque as mãos em diferentes alturas para mudar a área de trabalho. Depois de acostumar-se com este movimento é possível de fato alongar a coluna. Ele é excelente no caso de você ter ficado o dia inteiro com as costas e os ombros curvados e vai aliviar o cansaço na parte superior das costas. Encontre um alongamento que você possa manter por pelo menos 20 segundos. Flexione os joelhos ao sair da posição.

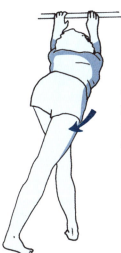

Variação: para ampliar e modificar a área do alongamento, cruze uma das pernas esticada para trás enquanto se inclina na direção oposta. Este movimento vai alongar áreas do tronco difíceis de ser atingidas. Mantenha por 10 segundos. Faça dos dois lados.

Considero estes alongamentos para o braço e para o ombro muito bons para serem feitos antes e depois de uma corrida. Eles relaxam o tronco e proporcionam um balanço de braços mais solto. São bons também durante levantamento de pesos ou como aquecimento para qualquer atividade com o tronco, como tênis, beisebol, handebol etc.

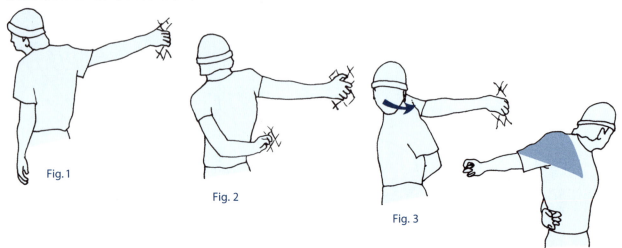

Fig. 1

Fig. 2

Fig. 3

Visto do outro lado do muro

Este alongamento é para a parte anterior dos ombros e braços. Você precisa de um muro, batente de porta ou parede. Fique de frente para a parede ou apoie-se nela com a mão direita posicionada na altura do ombro (*fig. 1*). A seguir, passe o outro braço por trás das costas e coloque a mão na parede (ou no apoio que estiver usando) como na fig. 2. Agora, olhe por cima do ombro esquerdo na direção da mão direita. Mantenha o ombro próximo da parede enquanto vira lentamente a cabeça (*fig. 3*). Tentar olhar para a mão direita atrás de você proporciona um alongamento na parte anterior dos ombros.

Trabalhe o outro lado. Vá devagar e mantenha o controle. O importante é a sensação de um bom alongamento, e não até onde você consegue chegar.

Variação: partindo da posição anterior, alongue o braço e o ombro em diversos ângulos. Cada ângulo vai alongar o braço e o ombro de uma maneira diferente. Mantenha por 10 segundos.

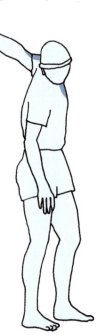

Eis aqui outro alongamento que você pode fazer usando um alambrado ou uma parede que dê apoio e equilíbrio.

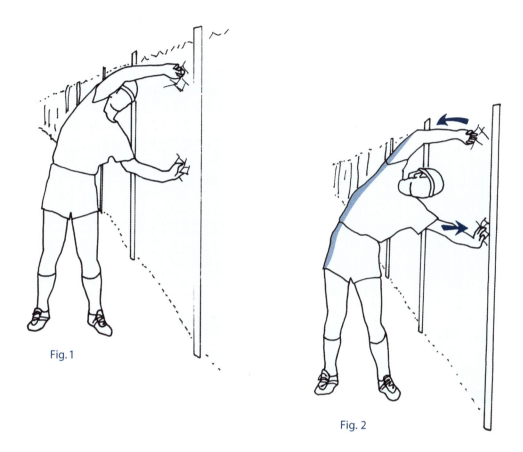

Fig. 1

Fig. 2

Apoie-se com a mão esquerda na parede ou no muro, mais ou menos na altura da cintura. Agora, estique o braço direito acima da cabeça e segure-se na parede com a mão direita. O braço esquerdo estará ligeiramente flexionado e o direito, esticado (*fig. 1*). Mantenha os joelhos levemente dobrados (2-3 cm).

Para alongar a cintura e as laterais do corpo, estique o braço esquerdo e puxe-se com o braço direito (que está por cima) (*fig. 2*). Mantenha por 5-10 segundos. Faça dos dois lados.

> Inicie e termine devagar cada alongamento. Não faça movimentos bruscos nem balance. Mantenha o alongamento fluido e sob controle.

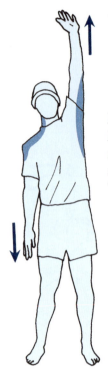

Estique os braços em direções opostas na posição em pé. Mantenha por 10 segundos de cada lado. Deixe o maxilar relaxado e respire ritmadamente. Este é um excelente alongamento para a tensão na parte superior do corpo. Trabalha as laterais do tronco, ombros e braços.

RESUMO DOS ALONGAMENTOS EM PÉ PARA O TRONCO

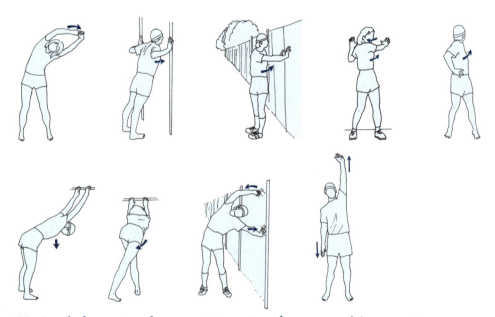

Você pode fazer estes alongamentos, nesta ordem, como série para o tronco.

Alongamentos numa barra fixa

Com a ajuda da gravidade, é possível obter um bom alongamento numa barra fixa.

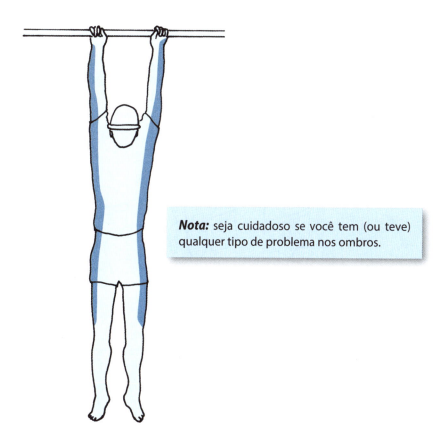

Nota: seja cuidadoso se você tem (ou teve) qualquer tipo de problema nos ombros.

Segure-se na barra com as duas mãos e relaxe o queixo enquanto se pendura, com os pés fora do chão. Um excelente alongamento para o tronco. Comece permanecendo por 5 segundos e, aos poucos, vá aumentando até pelo menos 30 segundos. Agarrar-se com força facilitará o alongamento.

Aproveite cada alongamento de acordo com a sua sensação. Se você torturar-se com tensões drásticas, numa tentativa de ficar mais flexível, estará privando-se dos verdadeiros benefícios do alongamento. Trabalhando-se direito, você descobrirá que quanto mais fizer alongamentos mais fácil eles se tornarão – e, quanto mais fáceis, mais você gostará de executá-los.

Alongamentos para o tronco usando uma toalha

A maioria das pessoas pega uma toalha nas mãos pelo menos uma vez por dia. Uma toalha ou corda elástica podem ajudar nos alongamentos para braços, ombros e tórax.

Com os braços estendidos, segure a toalha pelas pontas para que você possa movimentá-la para cima, sobre a cabeça, e para baixo, nas costas. Não force. As mãos devem estar afastadas o bastante para permitir movimentos relativamente livres para cima, sobre a cabeça, e para baixo, nas costas. Respire de forma lenta. Não prenda a respiração.

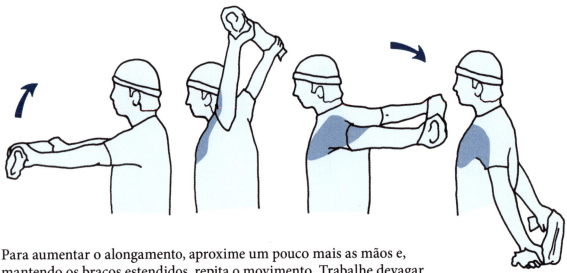

Para aumentar o alongamento, aproxime um pouco mais as mãos e, mantendo os braços estendidos, repita o movimento. Trabalhe devagar e sinta o alongamento. Não se exceda. Se você não conseguir executar completamente o movimento para cima, sobre a cabeça e para trás com os braços estendidos, é porque as mãos estão muito próximas uma da outra. Afaste-as um pouco.

Você pode manter o alongamento em qualquer uma das fases do movimento. Assim você vai isolar e trabalhar os músculos dessa área. Por exemplo, se o seu tórax é tenso e dolorido, é possível isolar o alongamento nesse local segurando a toalha na altura dos ombros, com os braços estendidos para trás, conforme ilustrado acima. Mantenha por 5-15 segundos.

> Alongar-se não é uma competição. Não é necessário comparar-se com os outros, pois todos somos diferentes. Além disso, estamos diferentes a cada dia: em alguns estamos mais flexíveis do que em outros. Trabalhe confortavelmente, dentro dos seus limites, e você começará a sentir o fluxo de energia proporcionado por alongamentos corretos.

Outra sequência de alongamentos usando uma toalha.

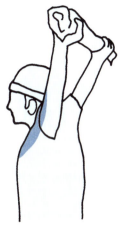
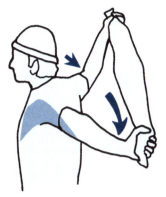

Leve a toalha acima da cabeça, mantendo os braços estendidos.

Abaixe o braço esquerdo por trás do corpo na altura do ombro enquanto o braço direito se dobra num ângulo de aproximadamente 90°.

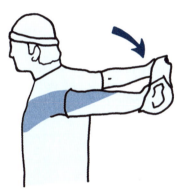

Agora, estique o braço direito até o mesmo nível do braço esquerdo e abaixe-os simultaneamente.

Este movimento pode ser feito lentamente, de uma só vez, ou você pode parar em qualquer ponto para aumentar o alongamento de determinada área. Faça o movimento completo em direção ao lado oposto, abaixando primeiro o braço direito.

Conforme você se tornar mais flexível, será capaz de segurar a toalha com as mãos mais próximas. Mas, repito, não force.

Acredito que a flexibilidade nos ombros e nos braços realmente é de grande ajuda no tênis, na corrida, na caminhada e, claro, na natação (para mencionar apenas algumas atividades nas quais a flexibilidade é necessária). O alongamento da área torácica diminui a tensão e a rigidez muscular, aumentando a circulação e a facilidade para respirar. Na verdade, é muito simples alongar e manter o tronco flexível, se isso for feito *regularmente*.

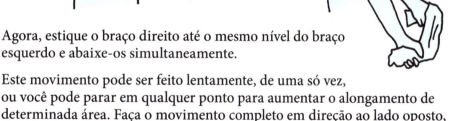

Nota: seja cuidadoso se você tem (ou teve) qualquer problema nos ombros. Vá devagar e pare se sentir dor.

Os alongamentos: *Alongamentos para o tronco usando uma toalha*

Sequência de alongamentos para mãos, punhos e antebraços (na posição sentada ou em pé)

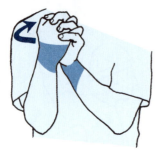

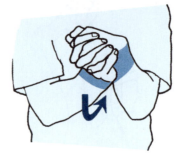

Primeiro, entrelace os dedos à sua frente e gire as mãos e os punhos no sentido horário, 10 vezes.

Repita no sentido anti-horário, 10 vezes. Este movimento vai aumentar a flexibilidade das mãos e dos punhos e servir como um aquecimento suave.

Então, separe e estique os dedos até sentir a tensão de um alongamento. Mantenha por 10 segundos e relaxe.

A seguir, dobre os dedos nas articulações e mantenha por 10 segundos. Relaxe.

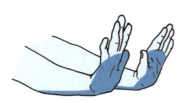

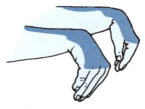

Agora, com os braços esticados à sua frente, dobre os punhos e levante a ponta dos dedos. Isso vai alongar a parte posterior dos antebraços. Mantenha por 10-12 segundos. Faça duas vezes.

Em seguida, dobre os punhos com os dedos apontando para baixo para alongar a parte superior dos antebraços. Mantenha por 10-12 segundos. Faça duas vezes.

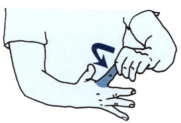

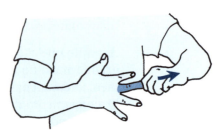

Com o indicador e o polegar, segure delicadamente um dedo ou o polegar da mão oposta. Use o indicador e o polegar para girar cada dedo e o polegar 5 vezes, nos sentidos horário e anti-horário.

Em seguida, puxe suavemente cada dedo e polegar e mantenha por 2-3 segundos.

Agora, balance os braços e as mãos ao lado do corpo por 10-12 segundos. Mantenha o maxilar relaxado e os ombros soltos enquanto elimina a tensão.

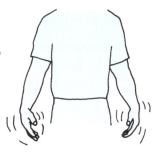

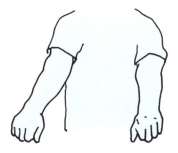
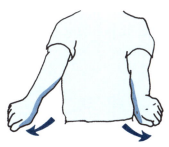

Estenda os braços à frente. Lentamente, vire as mãos para fora (mantendo os braços estendidos) até sentir um alongamento na parte interna dos antebraços e punhos. Sustente por 5-10 segundos.

Junte a palma das mãos à sua frente. Então, mova a mãos para baixo, mantendo as palmas unidas, até sentir um alongamento brando. Deixe os cotovelos erguidos e paralelos por 5-8 segundos.

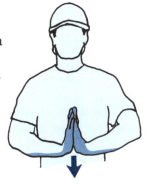

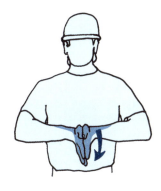

Partindo da posição acima, gire as palmas das mãos até elas ficarem mais ou menos voltadas para baixo. Continue até sentir um alongamento suave. Mantenha os cotovelos erguidos e paralelos por 5-8 segundos.

Junte a palma das mãos à sua frente. Empurre de leve uma das mãos para o lado até sentir um alongamento suave. Mantenha os cotovelos erguidos e paralelos por 5-8 segundos.

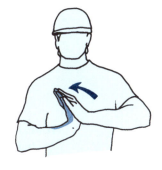

Faça alguns ou todos estes alongamentos para evitar problemas provocados por movimentos repetitivos, como o trabalho em computadores. Execute-os todos os dias, principalmente no trabalho.

Os alongamentos: *Para mãos, punhos e antebraços*

Alongamentos na posição sentada

Sequência de alongamentos que você pode fazer na posição sentada: estes alongamentos são bons para pessoas que trabalham em escritório. Você pode aliviar a tensão e energizar partes do corpo que se tornaram rígidas.

Alongamentos para o tronco na posição sentada: entrelace os dedos e estique os braços à sua frente, com as palmas das mãos voltadas para fora. Sinta o alongamento nos braços e em toda a parte superior das costas (escápulas). Mantenha por 20 segundos. Faça pelo menos duas vezes.

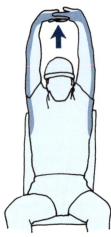

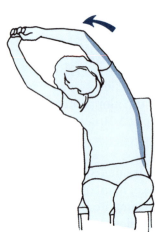

Entrelace os dedos e vire a palma das mãos para fora, acima da cabeça, enquanto estende os braços. Lembre-se de alongar os braços enquanto sente um alongamento nos braços e na parte superior e lateral da caixa torácica. Mantenha apenas o alongamento que for agradável. Faça 3 vezes. Sustente por 10 segundos.

Com os braços estendidos acima da cabeça, segure a parte externa da mão esquerda com a mão direita e puxe o braço esquerdo para o lado. Estenda os braços tão confortavelmente quanto possível. Este movimento vai alongar o braço esquerdo e a lateral do corpo e do ombro. Mantenha por 10 segundos. Faça dos dois lados.

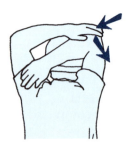

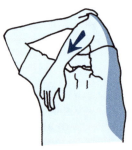

Técnicas da FNP: *Contrair–Relaxar – Alongar.* Segure o cotovelo direito com a mão esquerda. Leve-o para baixo enquanto resiste ao movimento com a mão esquerda (contração isométrica) por 3-4 segundos.

Depois de relaxar um instante, puxe levemente o cotovelo para baixo, por trás da cabeça, até sentir um alongamento suave na parte posterior do braço. Mantenha por 5-15 segundos. Repita do outro lado.

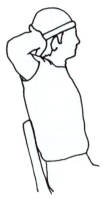 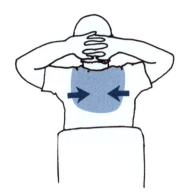

Com os dedos entrelaçados atrás da cabeça, mantenha os cotovelos abertos para os lados com o tronco numa posição alinhada. Agora, pense em empurrar as escápulas uma na direção da outra para criar uma sensação de tensão na parte superior das costas e nas escápulas. Sustente, com a sensação de estar liberando a tensão, por 4-5 segundos e então relaxe. Faça diversas vezes. Este é um bom movimento para quando os ombros e a parte superior das costas estiverem tensos ou rígidos. É também ideal para ser executado em pé.

Com a mão esquerda, segure o braço direito logo acima do cotovelo. Agora, empurre delicadamente o cotovelo na direção do ombro esquerdo, olhando por cima do ombro direito. Mantenha o alongamento por 10 segundos. Faça dos dois lados.

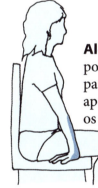

Alongamento para o antebraço: com a palma da mão totalmente apoiada, polegares voltados para fora e dedos para trás, incline-se devagar para trás, para alongar o antebraço. Certifique-se de manter a palma da mão toda apoiada. Mantenha por 10 segundos. Faça dos dois lados. Se quiser, alongue os dois antebraços ao mesmo tempo.

Alongamentos na posição sentada para tornozelos, lateral do quadril e região inferior das costas

Gire os tornozelos no sentido horário e depois no sentido anti-horário. Trabalhe um tornozelo de cada vez, 20-30 rotações.

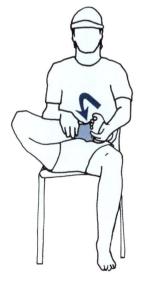

Os alongamentos: *Alongamentos na posição sentada* **91**

Segure a perna esquerda, logo abaixo do joelho. Delicadamente, puxe-a na direção do tórax. Para isolar um alongamento na lateral da coxa, use o braço esquerdo para puxar a perna dobrada na direção do ombro oposto. Mantenha por 15 segundos com uma tensão de alongamento suave. Faça dos dois lados.

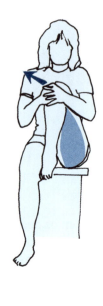

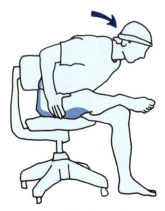

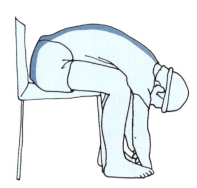

Cruze a perna direita sobre a esquerda, com o calcanhar e o pé direitos apoiados logo acima da parte externa do joelho esquerdo. Para trabalhar a lateral do quadril direito (área piriforme), incline o tronco lentamente para a frente, a partir dos quadris, até sentir um alongamento brando. Mantenha por 5-15 segundos. Permaneça relaxado e respire ritmadamente. Repita, cruzando a perna esquerda sobre a direita.

Incline-se para a frente para alongar e eliminar a pressão da região inferior das costas. Mesmo que você não sinta um alongamento, este movimento é bom para a circulação. Mantenha por 15-20 segundos. Coloque as mãos sobre as coxas para ajudá-lo a empurrar o corpo para a posição ereta.

Alongamentos para rosto e pescoço

Erga os ombros em direção às orelhas até sentir uma leve tensão no pescoço e nos ombros. Mantenha por 5 segundos, relaxe os ombros, deixando-os voltar à posição normal. Faça diversas vezes ao primeiro sinal de tensão nos ombros. Realmente funciona!

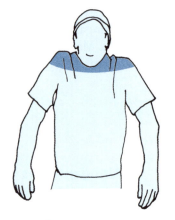

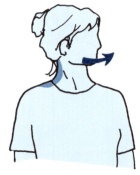

Vire o queixo na direção do ombro esquerdo para alongar o lado direito do pescoço. Mantenha tensões de alongamento adequadas por 5-10 segundos. Alongue cada lado duas vezes. Mantenha os ombros relaxados e abaixados. Não prenda a respiração.

Talvez este alongamento faça que as pessoas ao seu redor achem você meio estranho, mas em geral há muita tensão no rosto provocada por franzir a testa ou apertar os olhos devido ao esforço ocular.

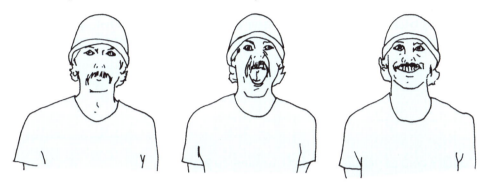

Levante as sobrancelhas e abra os olhos o máximo possível. Ao mesmo tempo, abra a boca para alongar os músculos em volta do nariz e do queixo. Estique a língua para fora. Mantenha este alongamento por 5-10 segundos. Eliminando a tensão dos músculos do rosto, você vai sorrir. Faça diversas vezes.

Advertência: se ouvir estalos ao abrir a boca, consulte o seu dentista.

RESUMO DOS ALONGAMENTOS NA POSIÇÃO SENTADA

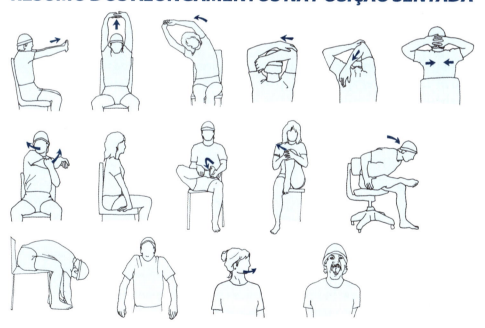

Faça estes alongamentos, nesta ordem, em série.

Alongamentos avançados para pernas e virilhas com os pés elevados

Uma parede ou um batente de porta podem ser úteis para alongar as pernas enquanto você deita de costas. Ao fazer estes movimentos, pense em começar de forma suave e em passar gradualmente para o alongamento progressivo.

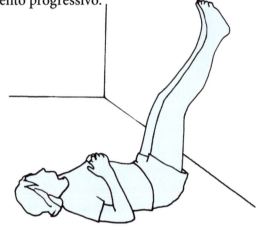

Comece com as pernas elevadas e unidas, com as nádegas afastadas da parede cerca de 8 a 13 cm para que a região inferior das costas fique totalmente apoiada e não arqueada ou longe do chão.

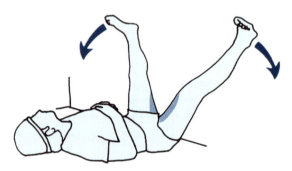

Nesta posição, é possível alongar a virilha afastando as pernas devagar, com os calcanhares apoiados na parede, até sentir um alongamento suave. Mantenha por 30 segundos e relaxe. Respire ritmadamente.

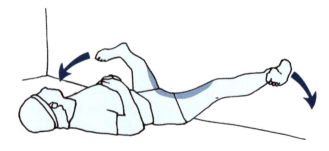

Com o tempo, esta posição torna-se mais fácil e você poderá aumentar gradualmente o alongamento abaixando mais as pernas. A ilustração mostra uma posição avançada. Não force. A parede permite manter os alongamentos por mais tempo, numa posição relaxada e estável.

Lembre-se de manter as nádegas afastadas cerca de 8 a 13 cm da parede. Se você estiver muito próximo dela, poderá sentir tensão na região inferior das costas.

Variação:

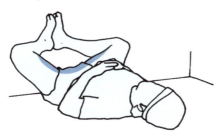

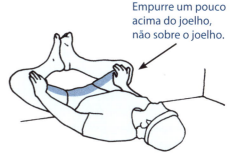

Empurre um pouco acima do joelho, não sobre o joelho.

Una as solas dos pés, apoiando-as na parede. Relaxe.

Para aumentar o alongamento, use as mãos para empurrar suavemente a parte interna das coxas até obter uma sensação boa, suave. Relaxe e mantenha por 10-15 segundos.

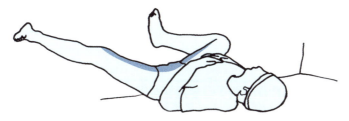

Para isolar e aumentar o alongamento em cada um dos lados da virilha, estique uma das pernas para o lado. Mantenha por 10-15 segundos em cada perna.

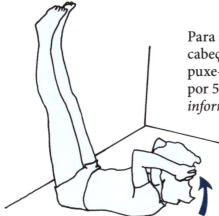

Para alongar o pescoço nesta posição, entrelace os dedos atrás da cabeça (mais ou menos na altura das orelhas) e delicadamente puxe-a para a frente até sentir um alongamento suave. Mantenha por 5 segundos. Repita 2 ou 3 vezes. (*Veja a p. 27 para mais informações sobre alongamentos para o pescoço.*)

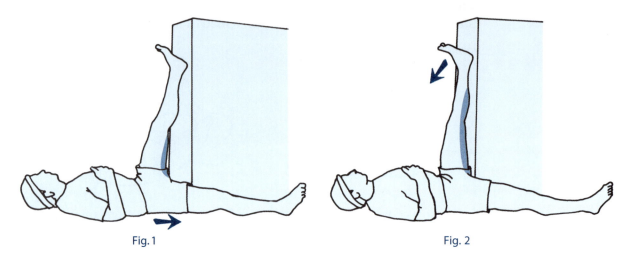

Fig. 1 Fig. 2

Eis uma excelente maneira de alongar os tendões. Comece deitando-se de costas, com o pé elevado e apoiado no batente da porta ou na parede e a outra perna estendida e apoiada no chão. Para trabalhar os tendões da perna elevada, mova o corpo para a frente, na direção do batente, até sentir um alongamento brando (*fig. 1*). Mantenha por 10-15 segundos. Para trabalhar a panturrilha e os tendões nesta posição, puxe os dedos dos pés na direção do queixo até sentir um alongamento na panturrilha (*fig. 2*). Mantenha por 10--15 segundos. Respire naturalmente.

RESUMO DOS ALONGAMENTOS AVANÇADOS PARA PERNAS E VIRILHAS COM OS PÉS ELEVADOS

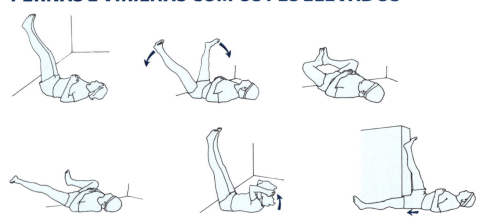

Você pode fazer estes alongamentos, nesta ordem, em uma série.

> Se você não tiver muito tempo disponível, faça períodos curtos de alongamento (1-3 minutos) a cada 3 ou 4 horas. Isso vai ajudá-lo a sentir-se bem ao longo do dia.

Alongamentos para virilhas e quadris com as pernas afastadas

As posturas seguintes tornarão mais fáceis os movimentos laterais, ajudando a manter a flexibilidade e a evitar lesões. Acostume-se aos poucos com estes alongamentos, que se destinam principalmente à parte central do corpo.

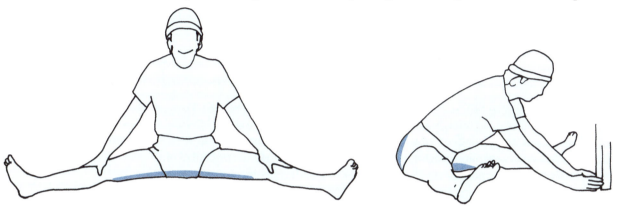

Sente-se no chão com os pés afastados numa distância confortável. Para alongar a parte interna das coxas e dos quadris, incline-se lentamente para a frente, a partir dos quadris. Certifique-se de manter os quadríceps relaxados e os pés para cima. Sustente por 10-20 segundos. Mantenha as mãos à frente para obter equilíbrio e estabilidade ou segure-se em alguma coisa para ter maior controle. Respire fundo.

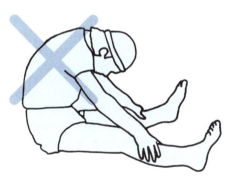

Não se incline à frente a partir da cabeça e dos ombros. Isso arredondará a parte superior das costas e fará pressão na região inferior das costas. Se ao inclinar-se para a frente a região inferior das costas estiver arredondada (fazendo os quadris se inclinarem para trás), os quadris, a região inferior das costas e os tendões estarão tensos. Para inclinar-se corretamente a partir dos quadris, você deve manter a região inferior das costas reta (ereta) para mover-se para a frente a partir dos quadris (ou articulações da coxa), e não arredondando as costas.

> Não faça alongamentos para ser flexível. Faça-os para sentir-se bem.

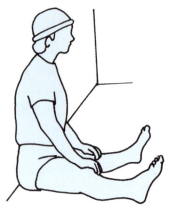 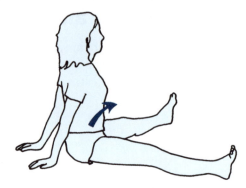

Uma boa maneira de adaptar aos poucos os quadris e a região inferior das costas a uma posição adequada, ereta, é sentar com a região inferior das costas totalmente apoiada na parede. Mantenha um alongamento suave por 30 segundos.

Outra maneira é sentar-se com as mãos atrás do corpo. Usar os braços como apoio vai ajudar a alongar a coluna enquanto você se concentra em mover os quadris ligeiramente para a frente. Mantenha por 20 segundos.

Não se incline para a frente até conseguir sentir-se confortável executando as variações descritas acima. Acostume seu corpo a estas posições antes de tentar alongar-se mais.

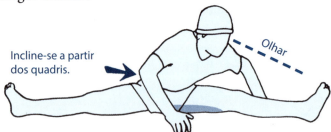

Variação: para alongar os tendões esquerdos e o lado direito das costas, incline-se lentamente à frente, a partir dos quadris, na direção do pé esquerdo. Mantenha o queixo e as costas retos. Sustente um bom alongamento por pelo menos 10-15 segundos. Se necessário, use uma toalha. Não olhe para baixo, mas por sobre os dedos dos pés. Permaneça relaxado e respire naturalmente.

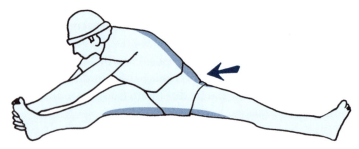

Outra variação é esticar-se à frente, na diagonal, segurando o pé direito com a mão esquerda e colocando a mão direita ao lado, para obter equilíbrio. Isso vai aumentar o alongamento nos tendões e nas costas, alcançando as escápulas e os quadris. Faça esse alongamento com o corpo na diagonal nas duas direções. Ele requer uma boa flexibilidade. Mantenha por 10-15 segundos.

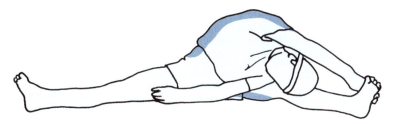

Alongamento avançado: estique o braço sobre a cabeça e segure o pé oposto. Mantenha o outro braço descansando próximo ao corpo, à sua frente. Trata-se de um bom alongamento lateral para as costas e pernas. Mantenha por 5-15 segundos. Faça dos dois lados. Não exagere. Não prenda a respiração.

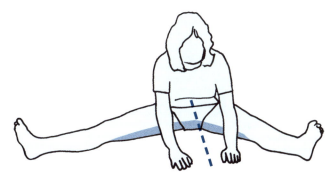

Aprenda a manter tensões de alongamento em diversos ângulos. Alongue-se à frente, para a esquerda e para a direita; depois aprenda a manter alongamentos nas diagonais para a esquerda e para a direita. Use a mesma perna e o alinhamento do tronco já descritos. Mantenha por 5-15 segundos. Alongue-se com total autocontrole.

Se você se sentir ou parecer tenso fazendo estes alongamentos, não desanime. Execute-os sem preocupar-se com a flexibilidade. Aos poucos, você poderá adaptar o seu corpo a esses novos ângulos, com tensões de alongamento corretas.

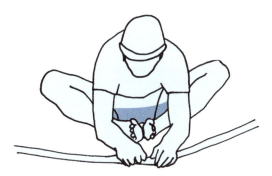

Alongamento mais avançado para a virilha: com as solas dos pés unidas, incline-se para a frente e segure-se em alguma coisa próxima do chão à sua frente (a beirada da esteira ou a perna de um móvel). Use esse objeto para ajudá-lo a manter uma posição confortável e para puxar-se para a frente a fim de aumentar o alongamento. Não exagere. Mantenha e relaxe por 10-20 segundos. Lembre-se de contrair os abdominais ao inclinar-se para a frente.

Segurar-se em alguma coisa estabilizará as suas pernas e tornará mais fácil manter um alongamento quando você estiver sentado com as pernas afastadas.

Sente-se no canto da esteira e coloque as pernas e os pés ao longo das beiradas. Encontre uma posição na qual seja fácil relaxar enquanto você sente um alongamento suave. Mantenha por 10-15 segundos. Deixe as mãos atrás de você para obter equilíbrio e apoio.

Mantenha os quadríceps relaxados.

Mantenha os pés e os dedos relaxados e para cima.

Incline-se à frente a partir dos quadris.

Use as mãos para ter estabilidade e apoio.

Para aumentar o alongamento, desloque as nádegas e os quadris para a frente, deslizando as pernas ao longo das beiradas da esteira. Mantenha os pés e os dedos para cima. Não deixe as pernas virarem para dentro ou para fora. Este é um bom alongamento para tornar flexíveis as virilhas e os quadris.

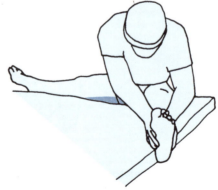

Para alongar uma perna de cada vez, sente-se no canto da esteira numa posição confortável. Vire-se para olhar um pé e incline-se para a frente na direção dele, a partir do quadril. Estenda as mãos para baixo e segure-se na perna, em algum ponto que proporcione um alongamento suave. Imagine seu queixo indo na direção do joelho, ou sobre ele (mesmo que isso não aconteça), enquanto olha um ponto logo acima dos dedos dos pés. Relaxe. Sente-se com o corpo reto e alongue a outra perna da mesma forma. Trabalhe primeiro a perna mais tensa. Se necessário, coloque uma toalha em torno do pé para ajudá-lo a alongar-se. Mantenha um alongamento suave por 5-15 segundos. Não balance. Este é um bom alongamento para tendões, região inferior das costas e quadris. Respire e relaxe.

100 Os alongamentos: *Para virilhas e quadris com as pernas afastadas*

Aprendendo a fazer aberturas

Esta seção destina-se a um número limitado de pessoas. A menos que você esteja treinando ginástica, dança, ou precise de flexibilidade extrema (tal como um goleiro de hóquei sobre o gelo, primeiro rebatedor de beisebol ou bailarino), as outras seções deste livro proporcionam a maior parte dos alongamentos de que você necessita. Não estou tentando desencorajar ninguém, mas dificilmente será necessário ser capaz de fazer aberturas no dia a dia!

Nota: aqueça-se bem antes de executar estes movimentos. Faça alguns alongamentos mais fáceis e 5 ou 6 minutos de atividade aeróbica.

Aberturas para a frente

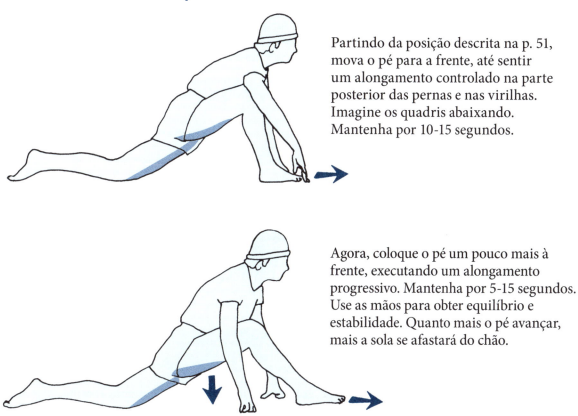

Partindo da posição descrita na p. 51, mova o pé para a frente, até sentir um alongamento controlado na parte posterior das pernas e nas virilhas. Imagine os quadris abaixando. Mantenha por 10-15 segundos.

Agora, coloque o pé um pouco mais à frente, executando um alongamento progressivo. Mantenha por 5-15 segundos. Use as mãos para obter equilíbrio e estabilidade. Quanto mais o pé avançar, mais a sola se afastará do chão.

Uma boa maneira de preparar-se para fazer aberturas é executar os alongamentos das p. 94-100.

Os alongamentos **101**

À medida que você se tornar mais flexível, continue a colocar o pé mais à frente, abaixando os quadris ao mesmo tempo. Mantenha os ombros acima dos quadris e as costas retas. Sustente por 10-15 segundos. Repita com o outro lado.

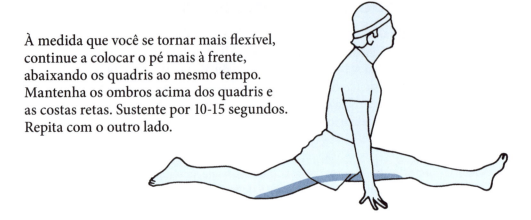

Aprender a fazer aberturas requer tempo e prática regular. Não exagere. Deixe o seu corpo adaptar-se aos poucos às mudanças necessárias para realizar aberturas confortavelmente. Não tenha pressa para não se machucar.

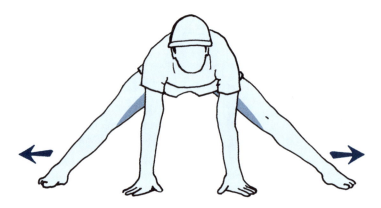

Aberturas laterais

Partindo da posição em pé, com os pés apontados diretamente à frente, vá afastando as pernas aos poucos até sentir um alongamento na parte interna das coxas. Imagine os quadris abaixando. Use as mãos para obter equilíbrio. Mantenha um alongamento suave por pelo menos 5-15 segundos.

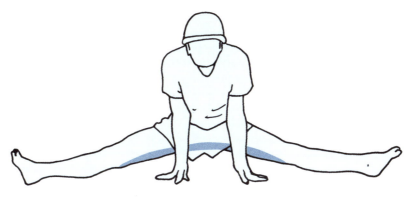

À medida que você for ficando mais flexível, continue afastando os pés até criar o alongamento desejado. Conforme conseguir se abaixar mais nessa posição, mantenha os pés para cima, com os calcanhares apoiados no chão: isso vai manter o alongamento na parte interna das coxas e eliminar a tensão extrema nos ligamentos do joelho. (Se você ficar com os pés totalmente apoiados no chão, pode alongar em excesso os ligamentos internos dos joelhos.) Sustente por 5-15 segundos. Conforme seu corpo for acostumando-se aos poucos, aumente devagar o alongamento abaixando um pouco mais os quadris. Tome cuidado para não exagerar.

Os alongamentos a seguir o ajudarão a fazer aberturas.

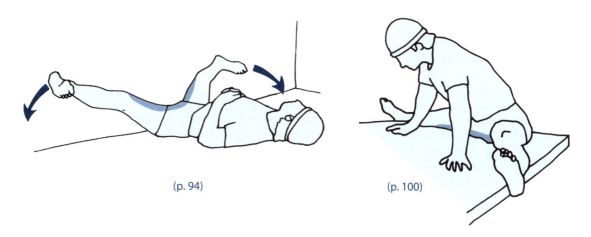

(p. 94)   (p. 100)

Os alongamentos: *Aprendendo a fazer aberturas* **103**

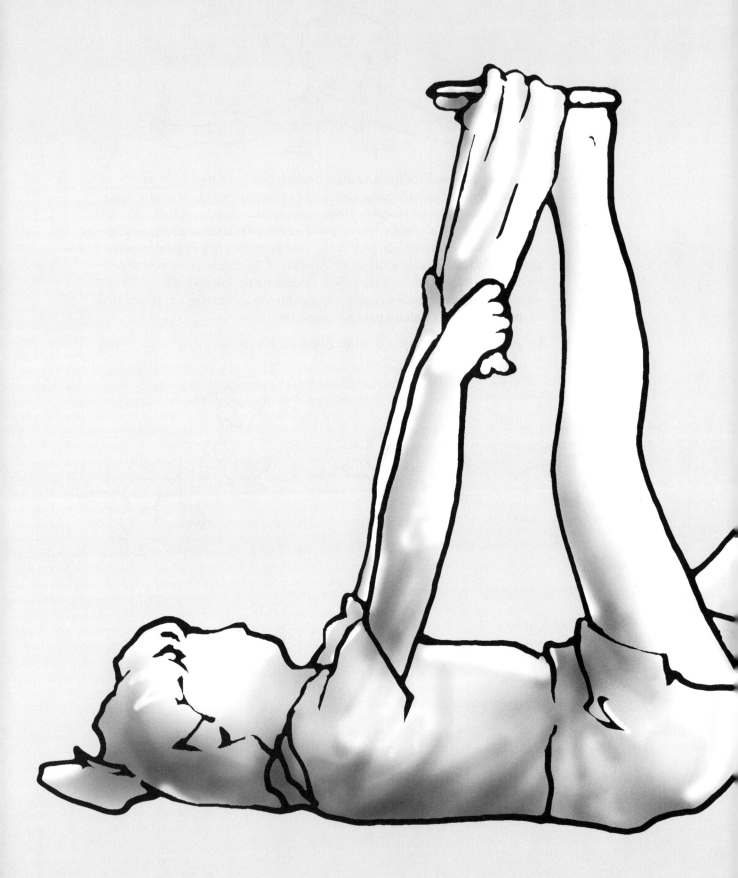

SÉRIES DE ALONGAMENTOS
Atividades diárias

Estas séries de alongamentos podem ajudá-lo a lidar com a tensão muscular e a rigidez da vida cotidiana. Há séries para diferentes faixas etárias, várias partes do corpo, diversas atividades e profissões, bem como alongamentos para ser executados espontaneamente em vários momentos do dia. Depois de aprender a alongar-se, você será capaz de desenvolver séries próprias, que se adaptem às suas necessidades.

Ao fazer estas séries pela primeira vez, leia as instruções para cada alongamento nas páginas indicadas abaixo. Depois de algum tempo você saberá alongar-se sem precisar delas.

Pela manhã **106**
Antes de dormir **107**
Alongamentos diários **108**
Alongamentos para mãos, braços e ombros **110**
Alongamentos para pescoço, ombros e braços ... **111**
**Alongamentos para tensão na região
   inferior das costas** **112**
Alongamentos para pernas, virilhas e quadris ... **114**
Alongamentos espontâneos **115**
Alongamentos para operários **116**
Depois de sentar **118**
Antes e depois da jardinagem **119**
Alongamentos para pessoas acima de 60 anos ... **120**
Alongamentos para crianças **122**
Assistindo à televisão **124**
Antes e depois de andar **125**
Alongamentos para viajantes **126**
Alongamentos no avião **127**

PELA MANHÃ

APROXIMADAMENTE 4 MINUTOS

Comece o dia com alguns alongamentos relaxantes para que o seu corpo possa funcionar de forma mais natural. Músculos rígidos e contraídos ficarão bem com alongamentos confortáveis. Os primeiros quatro alongamentos podem ser executados na cama, antes de levantar. Depois de levantar e andar um pouco, faça os outros quatro alongamentos.

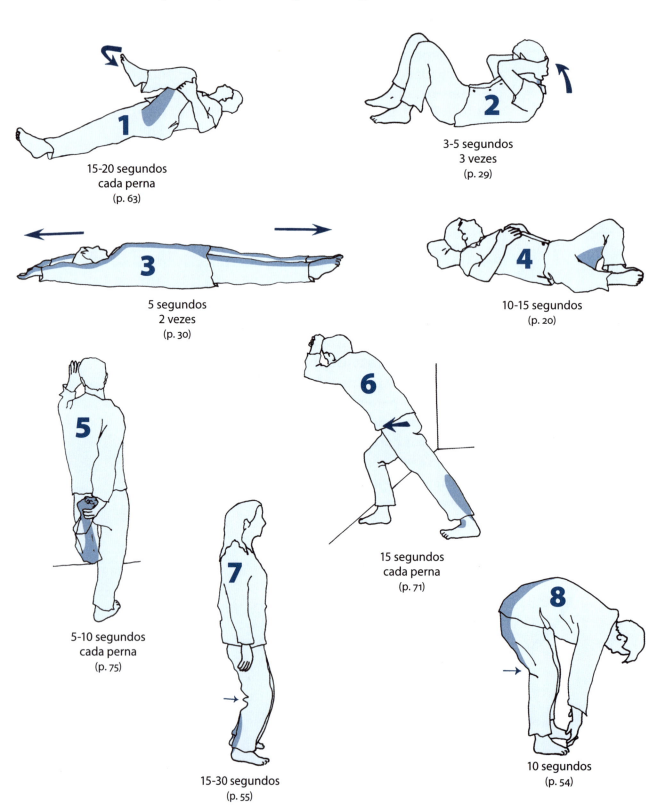

106   Séries de alongamentos

ANTES DE DORMIR
APROXIMADAMENTE 3 MINUTOS

Esse é um excelente momento para alongar-se todos os dias. Os alongamentos a seguir vão relaxar seu corpo e ajudá-lo a dormir melhor. Não tenha pressa e sinta as partes do corpo sendo alongadas. Alongue-se suavemente, respire fundo e relaxe.

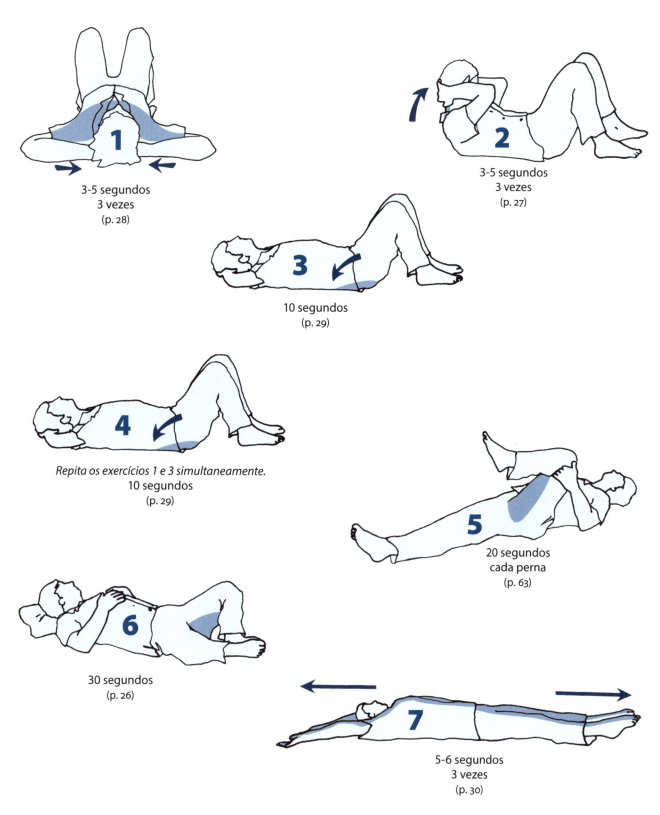

Stretching © 2020 by Bob and Jean Anderson. Shelter Publications, Inc.

Séries de alongamentos **107**

ALONGAMENTOS DIÁRIOS

APROXIMADAMENTE 8 MINUTOS

Comece com alguns minutos de caminhada. Depois, use estes alongamentos diários para "regular" os músculos. A série a seguir enfatiza o alongamento e o relaxamento dos músculos utilizados com mais frequência durante as atividades normais do dia a dia.

Nas tarefas simples da vida cotidiana, muitas vezes usamos o corpo de maneira forçada ou desconfortável, criando tensão e pressão, estabelecendo uma espécie de *rigor mortis* muscular. Se você puder reservar 10 minutos por dia para fazer alongamentos, eliminará essa tensão acumulada e poderá usar seu corpo com maior facilidade.

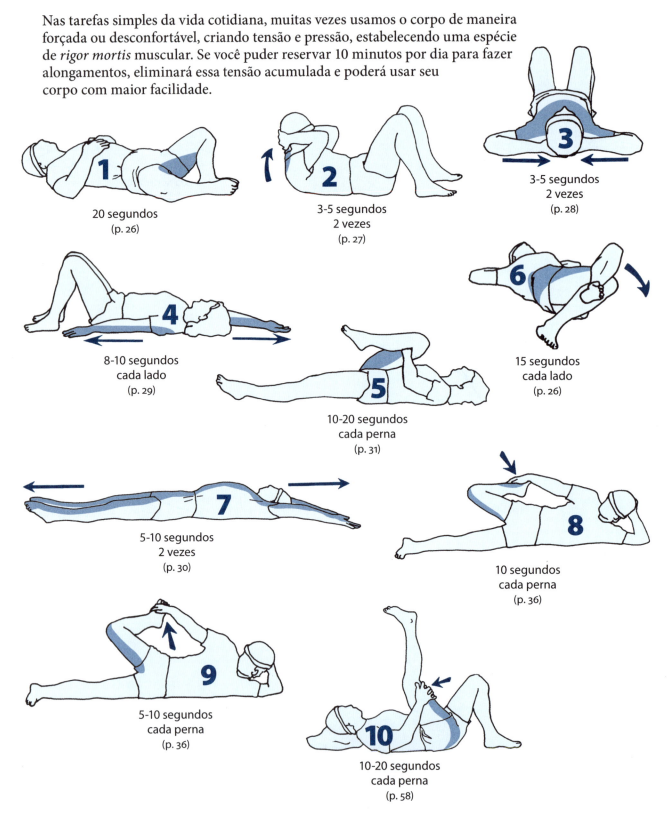

108 Séries de alongamentos

Stretching © 2020 by Bob and Jean Anderson. Shelter Publications, Inc.

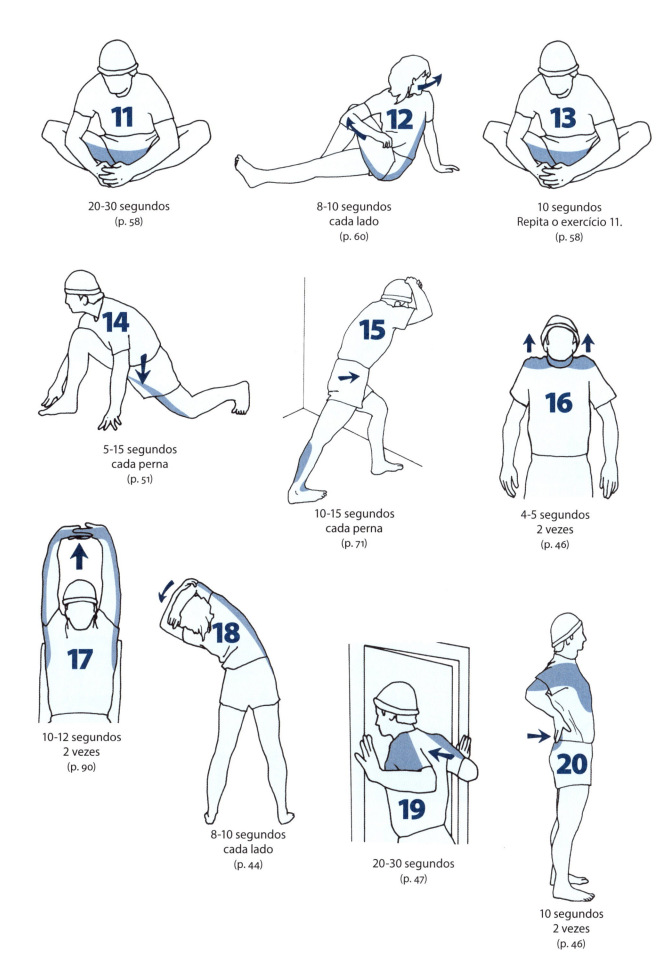

ALONGAMENTOS PARA MÃOS, BRAÇOS E OMBROS
APROXIMADAMENTE 4 MINUTOS

Esta sequência de alongamentos é dedicada a problemas causados por esforços repetitivos nas mãos e nos braços. Respire naturalmente e fique confortável e relaxado enquanto faz os alongamentos.

1 — Gire 8-10 vezes em cada direção (p. 88)

2 — 5-6 segundos 2 vezes (p. 88)

3 — 10 segundos 2 vezes (p. 88)

4 — 10 segundos em cada posição (p. 88)

5 — 3-5 segundos 3 vezes (p. 46)

6 — 5-6 segundos 2 vezes (p. 28)

7 — 5-10 segundos cada lado (p. 92)

8 — 15 segundos cada braço (p. 43)

9 — 5-10 segundos cada braço (p. 47)

10 — 20 segundos (p. 45)

11 — 5-10 segundos (p. 47)

12 — 15 segundos (p. 46)

110 Séries de alongamentos

Stretching © 2020 by Bob and Jean Anderson. Shelter Publications, Inc.

PESCOÇO, OMBROS E BRAÇOS
APROXIMADAMENTE 5 MINUTOS

Muitas pessoas têm a área do pescoço e dos ombros tensa. Esta sequência de alongamentos vai ajudar a melhorar o problema. Faça-os durante o dia. Respire profundamente e relaxe.

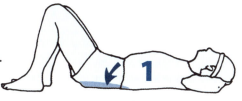

5-6 segundos
2 vezes
(p. 29)

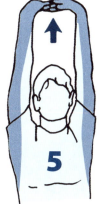

3-5 segundos
2 vezes
(p. 27)

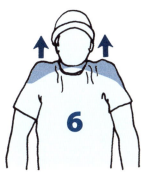

5-6 segundos
2 vezes
(p. 28)

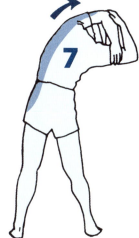

8-10 segundos
cada lado
(p. 29)

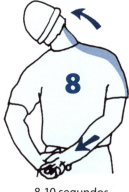

10 segundos
2 vezes
(p. 46)

5 segundos
2 vezes
(p. 46)

8-10 segundos
cada lado
(p. 44)

8-10 segundos
cada lado
2 vezes
(p. 47)

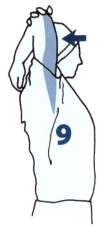

5-15 segundos
cada braço
2 vezes
(p. 44)

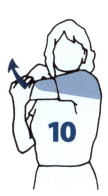

10-15 segundos
cada braço
(p. 43)

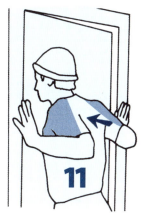

15-20 segundos
(p. 47)

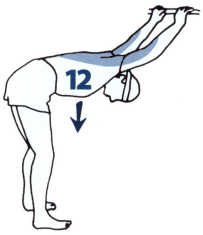

15-20 segundos
(p. 81)

Stretching © 2020 by Bob and Jean Anderson. Shelter Publications, Inc.

ALONGAMENTOS PARA TENSÃO NA REGIÃO INFERIOR DAS COSTAS

APROXIMADAMENTE 6 MINUTOS

Estes alongamentos destinam-se a aliviar a dor muscular na região inferior das costas e também são bons para diminuir a tensão na parte superior das costas, nos ombros e no pescoço. Para obter melhores resultados, faça-os todas as noites antes de dormir. Mantenha apenas as tensões de alongamento que sejam confortáveis. Não exagere.

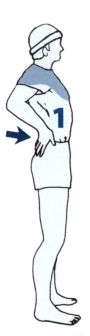

10-12 segundos
2 vezes
(p. 46)

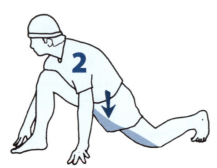

10-15 segundos
cada perna
(p. 51)

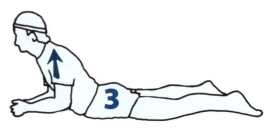

5-15 segundos
2 vezes
(p. 33)

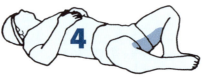

30 segundos
(p. 26)

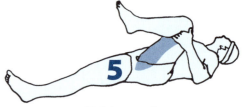

20-30 segundos
cada perna
(p. 63)

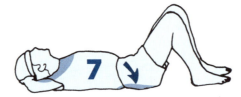

Contraia 5-8 segundos e relaxe
2 vezes
(p. 29)

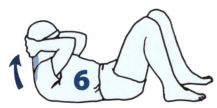

Mantenha por
3-5 segundos e relaxe
2 vezes
(p. 27)

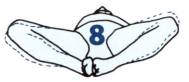

Balance suavemente
de um lado para o outro
15-20 vezes
(p. 26)

112   Séries de alongamentos

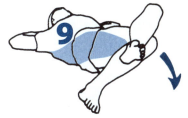
10-30 segundos
cada perna
(p. 27)

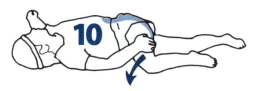
10-15 segundos
cada perna
(p. 32)

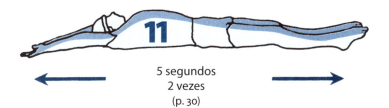
5 segundos
2 vezes
(p. 30)

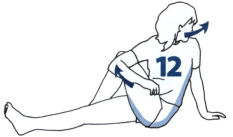
5-15 segundos
cada lado
(p. 60)

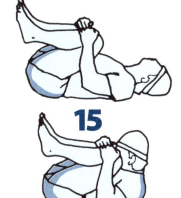
20 segundos
(p. 58)

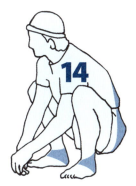
10-15 segundos
(p. 65)

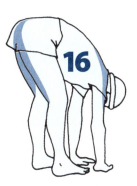
5-15 segundos
(p. 55)

10-15 segundos
2 vezes
(p. 63)

Séries de alongamentos 113

ALONGAMENTOS PARA PERNAS, VIRILHA E QUADRIS

APROXIMADAMENTE 7 MINUTOS

Alongue-se confortavelmente depois de fazer um aquecimento andando sem sair do lugar ou pedalando uma bicicleta ergométrica por 2-3 minutos. Lembre-se de alongar-se mantendo o controle enquanto aos poucos fica mais flexível. Relaxe e respire ritmadamente.

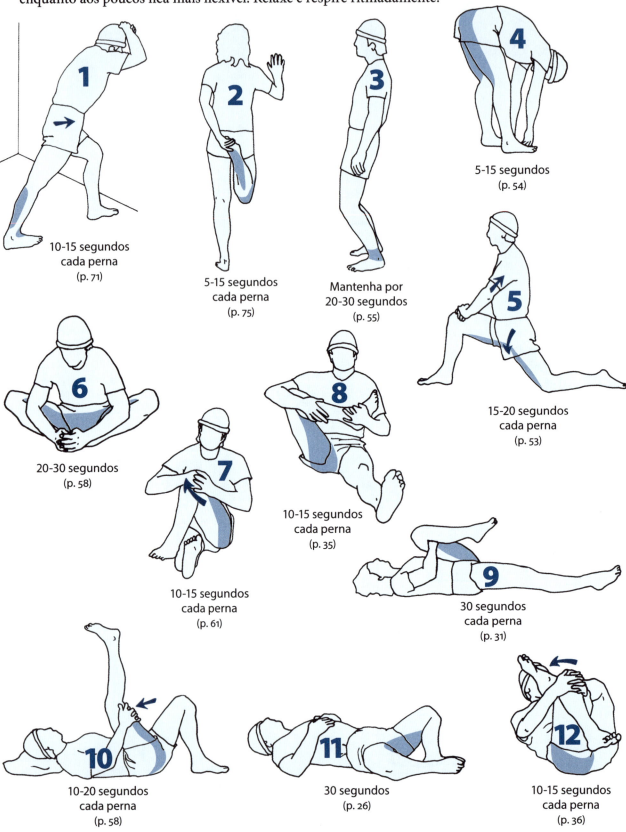

1. 10-15 segundos cada perna (p. 71)
2. 5-15 segundos cada perna (p. 75)
3. Mantenha por 20-30 segundos (p. 55)
4. 5-15 segundos (p. 54)
5. 15-20 segundos cada perna (p. 53)
6. 20-30 segundos (p. 58)
7. 10-15 segundos cada perna (p. 61)
8. 10-15 segundos cada perna (p. 35)
9. 30 segundos cada perna (p. 31)
10. 10-20 segundos cada perna (p. 58)
11. 30 segundos (p. 26)
12. 10-15 segundos cada perna (p. 36)

114 Séries de alongamentos

Stretching © 2020 by Bob and Jean Anderson. Shelter Publications, Inc.

ALONGAMENTOS ESPONTÂNEOS

Você pode fazer alongamentos em diversos períodos do dia. Lendo o jornal, falando ao telefone, esperando o ônibus... esses são momentos ideais para alongamentos suaves, descontraídos. Seja criativo; pense em alongamentos para fazer no tempo normalmente perdido.

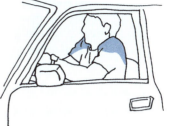

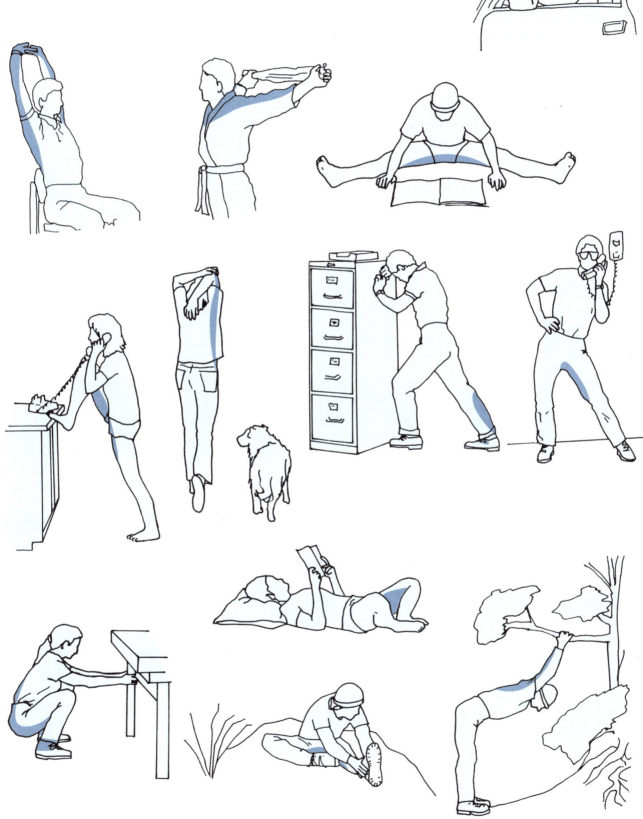

Stretching © 2020 by Bob and Jean Anderson. Shelter Publications, Inc.

Séries de alongamentos **115**

ALONGAMENTOS PARA OPERÁRIOS
APROXIMADAMENTE 6 MINUTOS

Antes de realizar qualquer trabalho físico – em especial erguer pesos –, faça alguns alongamentos. Isso avisará os músculos de que eles estão prestes a ser usados; poucos minutos de alongamento antes de iniciar o trabalho o farão sentir-se melhor e ajudarão a evitar lesões.

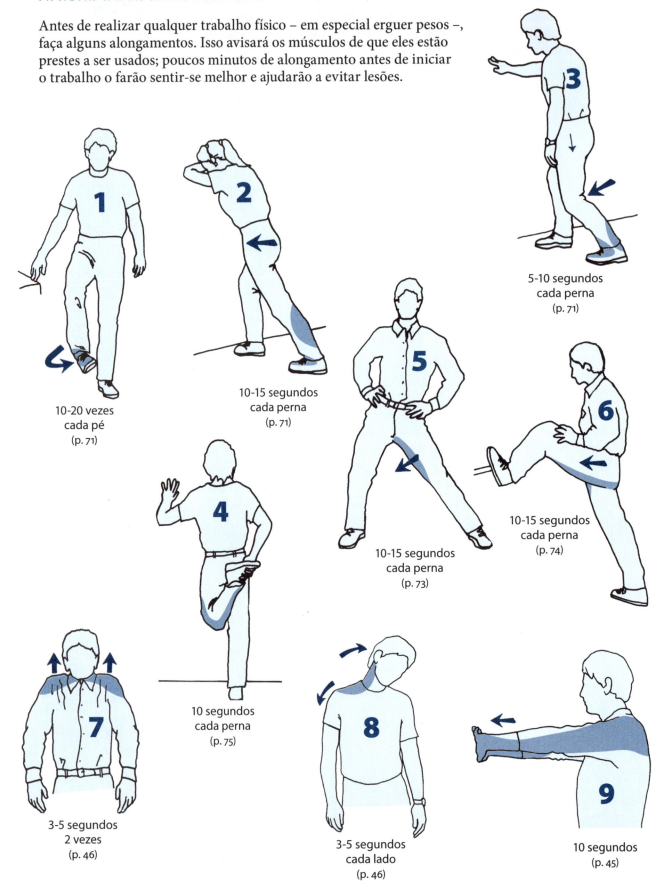

1. 10-20 vezes cada pé (p. 71)
2. 10-15 segundos cada perna (p. 71)
3. 5-10 segundos cada perna (p. 71)
4. 10 segundos cada perna (p. 75)
5. 10-15 segundos cada perna (p. 73)
6. 10-15 segundos cada perna (p. 74)
7. 3-5 segundos 2 vezes (p. 46)
8. 3-5 segundos cada lado (p. 46)
9. 10 segundos (p. 45)

116 Séries de alongamentos

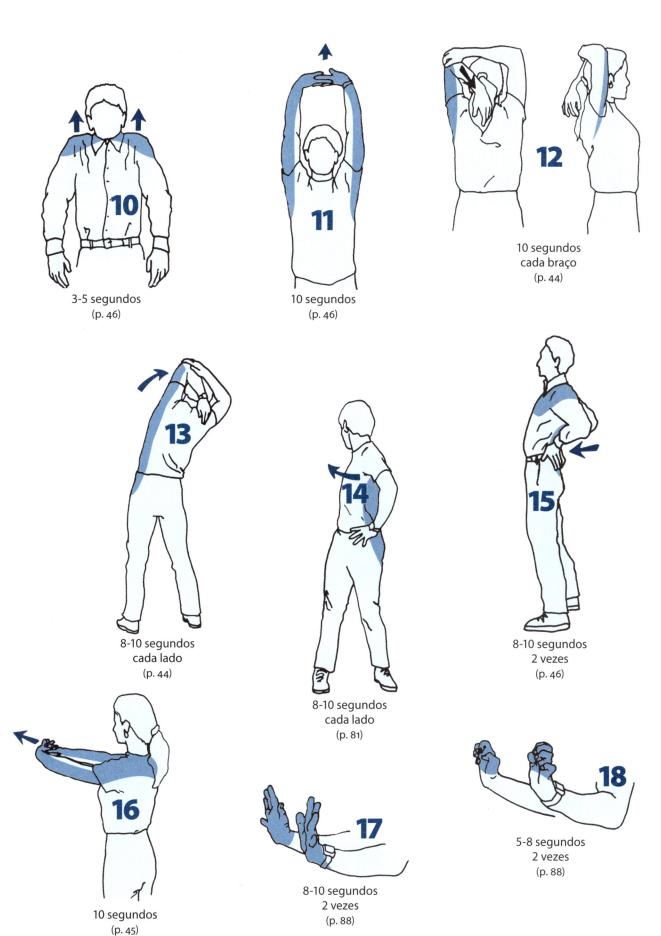

Séries de alongamentos 117

DEPOIS DE SENTAR
APROXIMADAMENTE 4 MINUTOS

A sequência a seguir pode ser feita depois de muito tempo na posição sentada. Essa posição faz o sangue permanecer na parte inferior das pernas e dos pés, enrijece os tendões e provoca o enrijecimento e a contração dos músculos do pescoço e das costas. Estes alongamentos vão melhorar a sua circulação e relaxar áreas tensas devido a longos períodos na posição sentada.

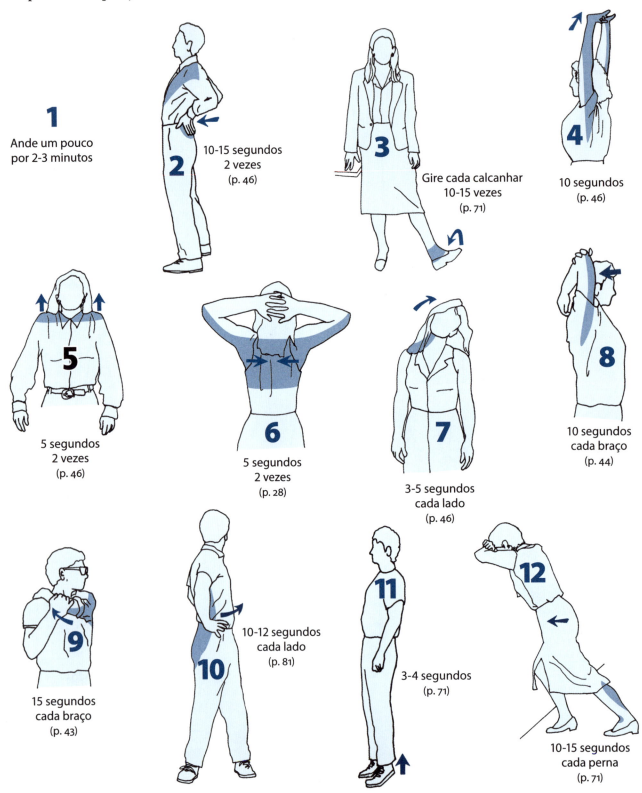

1 Ande um pouco por 2-3 minutos

2 10-15 segundos 2 vezes (p. 46)

3 Gire cada calcanhar 10-15 vezes (p. 71)

4 10 segundos (p. 46)

5 5 segundos 2 vezes (p. 46)

6 5 segundos 2 vezes (p. 28)

7 3-5 segundos cada lado (p. 46)

8 10 segundos cada braço (p. 44)

9 15 segundos cada braço (p. 43)

10 10-12 segundos cada lado (p. 81)

11 3-4 segundos (p. 71)

12 10-15 segundos cada perna (p. 71)

118 Séries de alongamentos

ANTES E EPOIS DA JARDINAGEM

APROXIMADAMENTE 4 MINUTOS

Antes de realizar qualquer trabalho no jardim, faça alguns minutos de alongamento suave. Isso vai ajudar a preparar o seu corpo para trabalhar com eficiência sem as habituais rigidez e tensão resultantes desse tipo de atividade. Alongue-se para diminuir a tensão muscular e facilitar o trabalho.

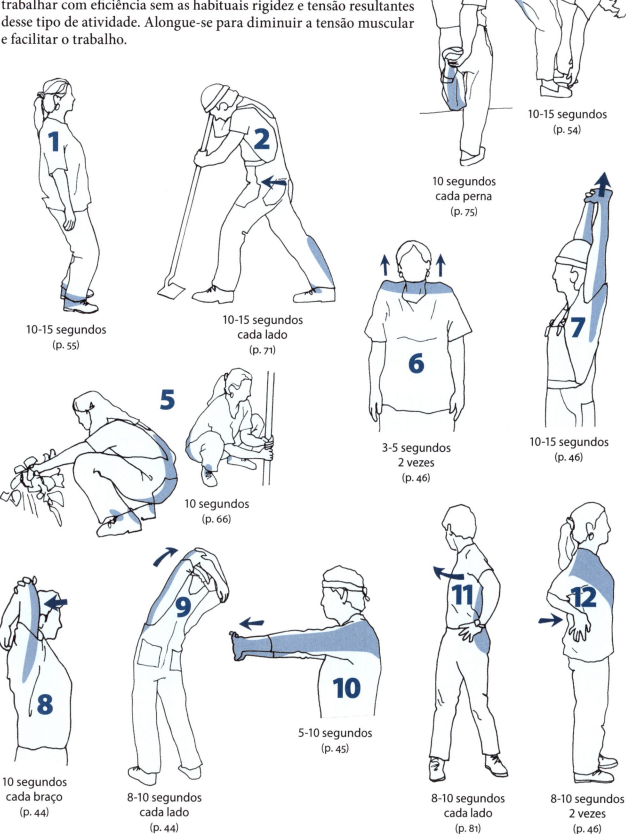

Stretching © 2020 by Bob and Jean Anderson. Shelter Publications, Inc.

Séries de alongamentos

ALONGAMENTOS PARA PESSOAS ACIMA DE 60 ANOS

APROXIMADAMENTE 7 MINUTOS

Nunca é tarde demais para começar a fazer alongamentos. Na verdade, quanto mais velhos ficamos, mais importante torna-se realizá-los com regularidade.

Com a idade e a inatividade, aos poucos, o corpo perde sua amplitude de movimentos: os músculos podem perder a elasticidade, tornando-se fracos e rígidos. Mas, caso um programa regular de preparo físico seja seguido, o corpo tem uma capacidade surpreendente de recuperar a flexibilidade e a força.

O método básico de alongamento é o mesmo, independentemente das diferenças de idade e flexibilidade. *Alongar-se adequadamente significa que você não ultrapassa os limites daquilo que lhe é confortável.* Você não precisa tentar copiar as ilustrações deste livro. Aprenda a trabalhar o corpo sem forçá-lo demais; alongue-se de acordo com a sensação. Levará algum tempo para relaxar grupos musculares rígidos que permaneceram inativos por anos, mas isso pode ser feito com paciência e regularidade. Se tiver alguma dúvida a respeito do que deve estar fazendo, consulte seu médico *antes de começar.*

Eis uma sequência de alongamentos que ajudam a recuperar e a manter a flexibilidade.

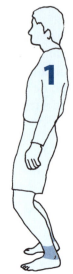

10-30 segundos
(p. 55)

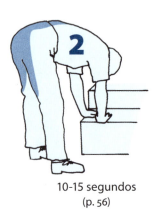

10-15 segundos
(p. 56)

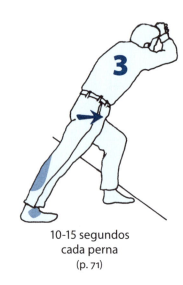

10-15 segundos
cada perna
(p. 71)

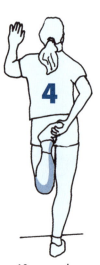

10 segundos
cada perna
(p. 75)

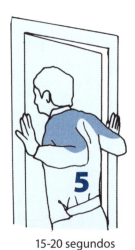

15-20 segundos
(p. 47)

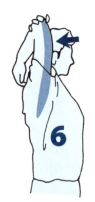

8-10 segundos
cada braço
(p. 44)

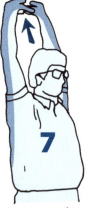

10-15 segundos
(p. 46)

120 Séries de alongamentos

Stretching © 2020 by Bob and Jean Anderson. Shelter Publications, Inc.

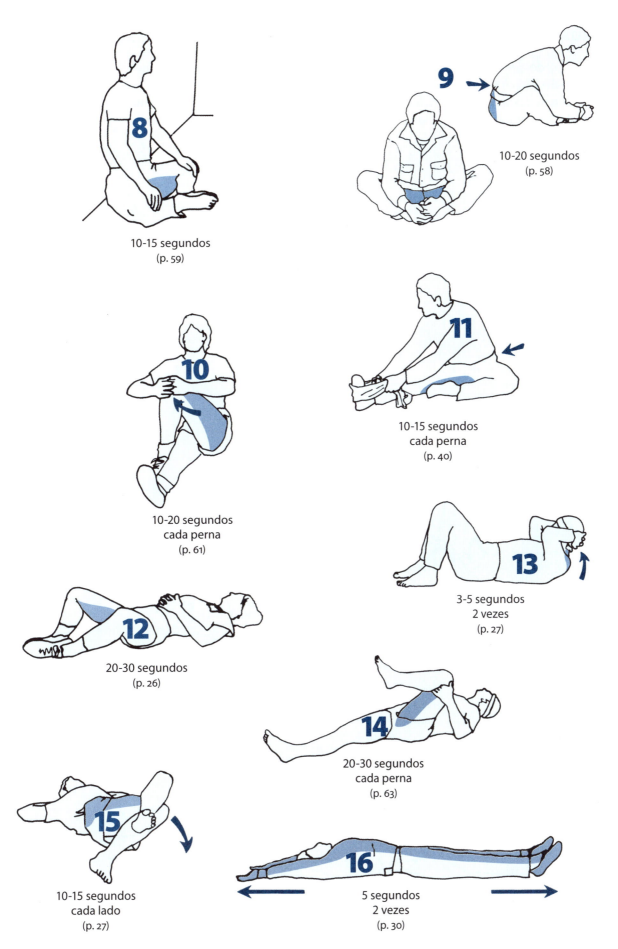

Séries de alongamentos

ALONGAMENTOS PARA CRIANÇAS
APROXIMADAMENTE 5 MINUTOS

Nunca é cedo demais para começar a fazer alongamentos! Mostre aos seus filhos como realizá-los (ou ensine aos professores deles para que eles possam fazer alongamentos com a classe inteira). Explique-lhes que o alongamento não é uma competição e que eles devem alongar-se lentamente, concentrando-se nas áreas que estão sendo trabalhadas.

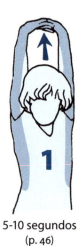

5-10 segundos
(p. 46)

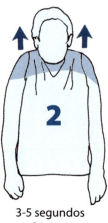

3-5 segundos
2 vezes
(p. 46)

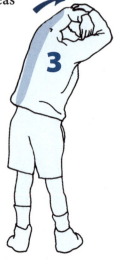

5-10 segundos
cada lado
(p. 44)

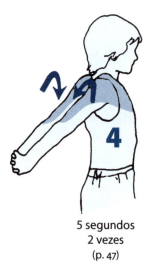

5 segundos
2 vezes
(p. 47)

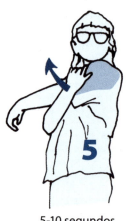

5-10 segundos
cada braço
(p. 43)

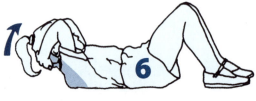

3 segundos
2 vezes
(p. 27)

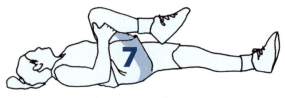

10 segundos
cada perna
(p. 63)

122 Séries de alongamentos

Stretching © 2020 by Bob and Jean Anderson. Shelter Publications, Inc.

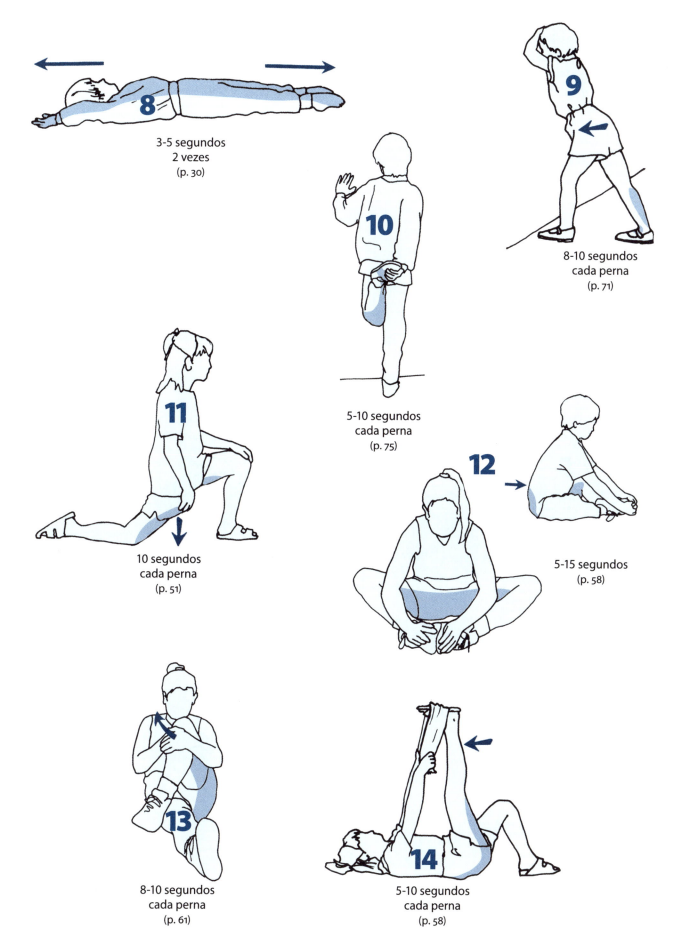

Séries de alongamentos 123

ASSISTINDO À TELEVISÃO

Muitas pessoas acham que não têm tempo suficiente para fazer alongamentos e, no entanto, assistem a TV por horas a fio. Bem, você pode alongar-se enquanto assiste a seus programas prediletos sem que isso interfira na sua atenção e ainda estará fazendo alguma coisa em um período que, de outro modo, seria sedentário.

1 — 20-30 segundos (p. 58)

2 — 3-5 segundos 3 vezes (p. 46)

3 — 3-5 segundos cada lado (p. 46)

4 — 15 segundos (p. 45)

5 — 30-60 segundos cada pé (p. 34)

6 — 10-20 segundos cada pé (p. 34)

7 — 10-20 segundos cada perna (p. 35)

8 — 10-25 segundos cada perna (p. 40)

9 — 10-30 segundos (p. 98)

10 — 10-20 segundos (p. 42)

11 — 5-10 segundos cada perna (p. 50)

12 — 10-20 segundos cada perna (p. 51)

124 Séries de alongamentos

Stretching © 2020 by Bob and Jean Anderson. Shelter Publications, Inc.

ANTES E DEPOIS DE ANDAR
APROXIMADAMENTE 5 MINUTOS

Estes alongamentos tornarão mais fáceis e soltos os movimentos de andar. Aqueça-se andando alguns minutos antes de alongar-se.

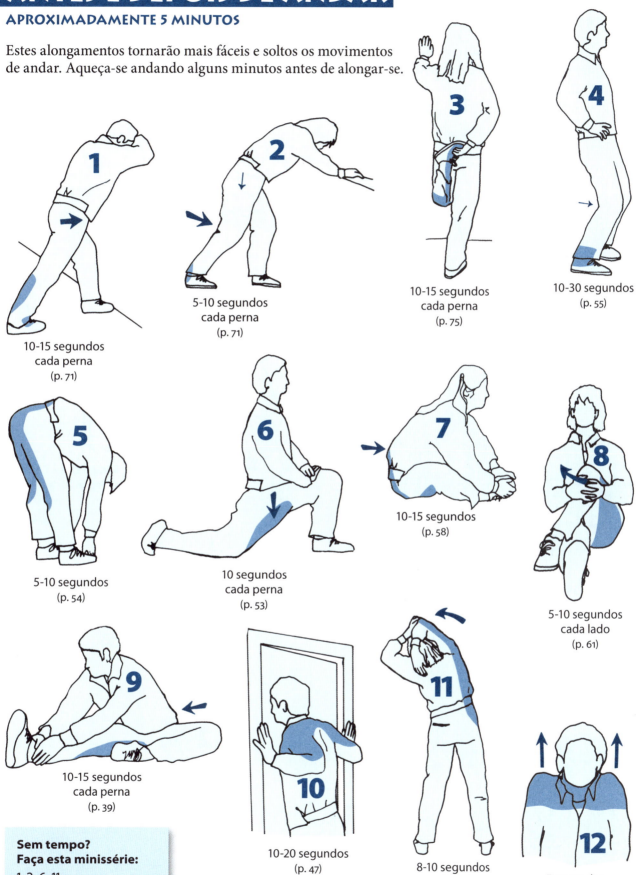

Séries de alongamentos

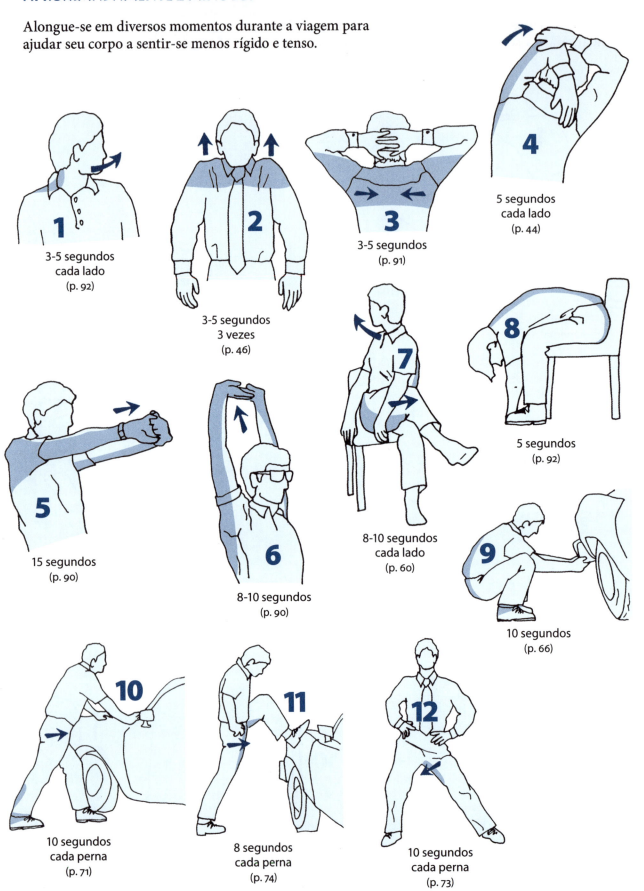

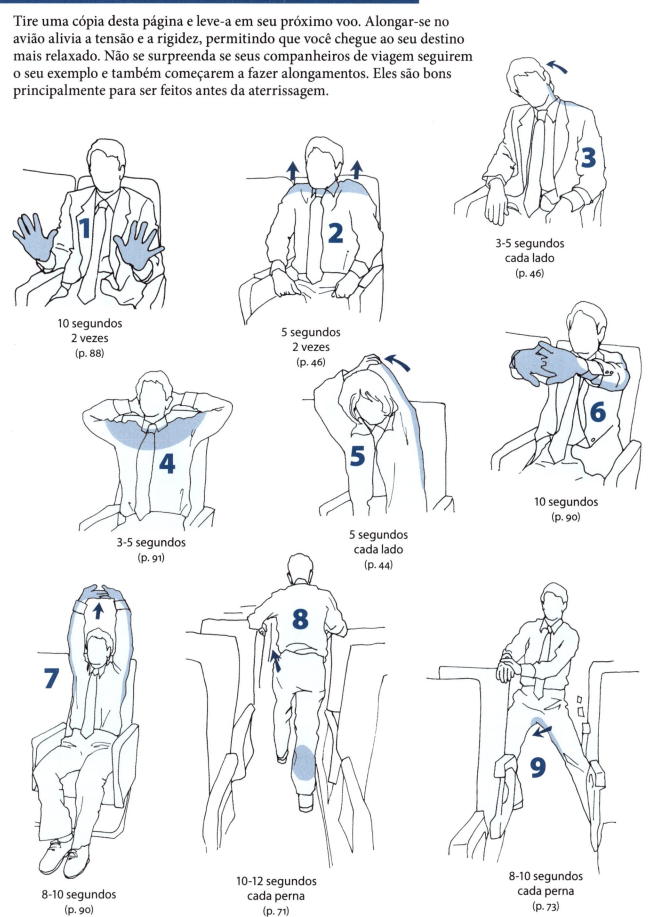

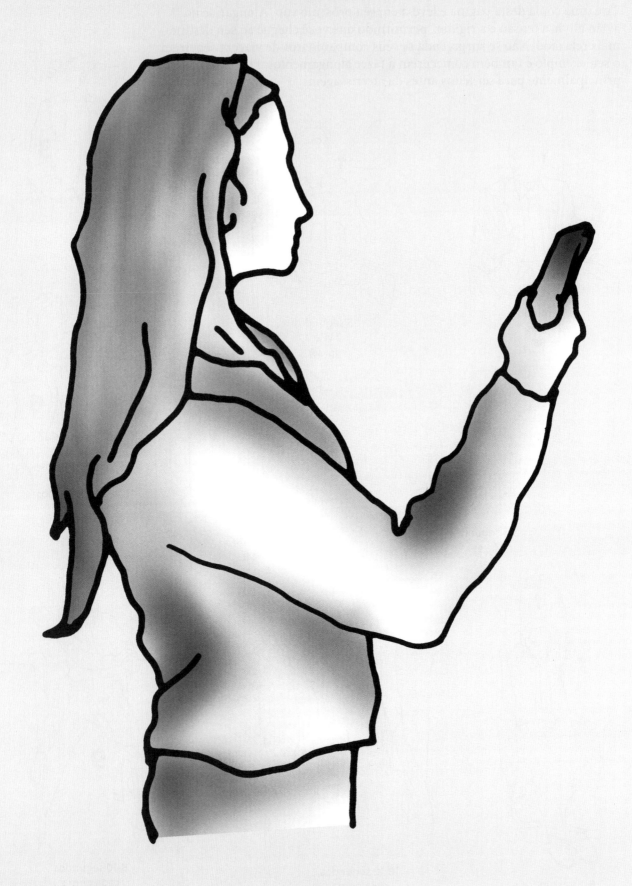

ALONGAMENTO EM TEMPOS DE COMPUTADORES E *SMARTPHONES*

Computadores

Há dez anos, atualizamos este livro para abordar os problemas decorrentes da vida sedentária no escritório, especialmente de passar muito tempo diante de um computador.

As pessoas se mantinham na mesma posição por longos períodos, trabalhando no computador. Até a datilografia, que era o método anterior, exigia algum movimento: pôr papel na máquina, girar o rolo, acionar a alavanca para movimentar o carro. Os computadores eliminaram essas funções.

Celulares

O que há de novo?

Nos últimos dez anos, houve um aumento tremendo no uso de *smartphones*, e isso tem causado problemas, especialmente para a postura, porque as pessoas passam a maior parte do tempo olhando para baixo.

Nesta seção do livro, vamos relacionar os principais problemas decorrentes de passar muito tempo diante do computador e/ou celular todos os dias, e vamos apresentar técnicas simples e dicas de alongamento para melhorar a postura, proporcionar mais bem-estar e minimizar a dor.

Alongamentos à mesa (do computador)..............130
Alongamentos para operadores de teclado...........132
Alongamentos *on-line* 133
Alongamentos para artistas gráficos.................134
Alongamentos antiestresse 135
Problemas de saúde relacionados ao uso de celular...136
Alongamentos e o celular (sentado)..................139
Alongamentos e o celular (em pé) 140
A importância da atividade física 141

ALONGAMENTOS À MESA (DO COMPUTADOR)

Passar horas sentado é um fenômeno relativamente recente na história da humanidade. Hoje em dia, a maioria das pessoas que trabalha com computador passa muito tempo sentada sem nenhum intervalo, e os problemas se multiplicam.

Lesões por uso do computador

Teclados rápidos e leves que permitem digitar em alta velocidade têm resultado em uma epidemia de lesões nas mãos, nos braços e ombros. Lentamente, os milhares de toques repetidos e todo o tempo segurando e arrastando o *mouse* danificam o corpo. Isso acontece ainda mais depressa em decorrência de técnica inadequada para digitar e/ou posturas do corpo que exigem demais dos tendões e nervos das mãos, dos punhos, braços, ombros e pescoço.

Problemas típicos

- **Lesões por esforço repetitivo (LER)** – como síndrome do túnel do carpo e tendinites – são causadas, tipicamente, por movimentos repetitivos das mãos.
- **Dor nas costas:** passar longos períodos sentado comprime a coluna. Se a postura é ruim, a lei da gravidade acentua o problema.
- **Enrijecimento muscular:** Não se mover por longos períodos pode causar dor nos ombros e no pescoço.
- **Rigidez nas articulações:** A inatividade pode enrijecer as articulações, o que dificulta o movimento ou o torna até doloroso.
- **Má circulação:** Quando você fica sentado e parado, o sangue se acumula na parte inferior das pernas e nos pés e não circula bem. Pode haver formigamento, sensação de frio ou torpor nas mãos e dor nas costas.

E se você tiver esses sintomas?

Todos temos dores e desconfortos ocasionais que desaparecem em um ou dois dias. Mas se você tem problemas recorrentes em consequência do uso do computador, corra para o seu médico ou serviço de saúde. O diagnóstico precoce pode limitar o dano. Não ignore a dor; você pode ter uma lesão grave. Não existem soluções rápidas. Não tem tala no punho, apoio de braço, teclado dividido, ajuste na coluna etc. que o devolva rapidamente ao trabalho. Até portadores da síndrome do túnel do carpo que passam por cirurgia para alívio da compressão no punho podem voltar a sentir dores, se não fizerem mudanças de longo prazo em suas técnicas e nos hábitos de trabalho. A cura acontece, mas pode demorar meses, não dias.

Ergonomia A ergonomia no escritório é a ciência de fornecer mobiliário, ferramentas e equipamentos que melhorem o conforto, a segurança e a saúde dos trabalhadores. Alguns princípios básicos:

- O **teclado** deve ser posicionado em uma altura em que os antebraços, os punhos e as mãos estejam alinhados com o teclado e paralelos ao chão, ou ligeiramente flexionados para baixo a partir do cotovelo até a mão – as mãos nunca são flexionadas para trás.

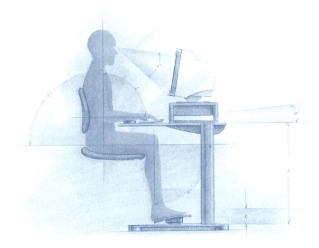

A mesa onde fica o teclado deve ser ajustável, de preferência. Há muitos teclados ergonômicos disponíveis, alguns bem interessantes.

- O *mouse pad* deve ficar em uma altura em que o braço, o punho e a mão estejam alinhados e na posição "neutra". Se a base onde está o *mouse pad* também for ajustável, melhor.
- Os **punhos** não devem estar apoiados sobre nada enquanto você digita, e não devem estar flexionados para cima, para baixo ou para o lado, mas em linha reta com o antebraço, se vistos

de cima. Os braços devem mover as mãos, e em vez de apoiar os punhos, mexa-os para que seus dedos toquem as teclas.
- A **cadeira** deve ser ajustável e confortável. Posicione-a para que as coxas fiquem paralelas ao chão ou em um ângulo ligeiramente descendente do quadril até os joelhos. Sente-se ereto, sem curvar as costas e sem forçar o corpo para frente para alcançar as teclas. Permaneça relaxado.

Outras dicas
- **Mude sempre de posição.** O movimento é importante. Tente ajustar a altura ou o ângulo da cadeira depois de algumas horas, ou fique em pé depois de um longo período sentado. Na verdade, a posição menos estressante para trabalhar é aquela em que o indivíduo possa ficar "sentado *e* em pé", em vez de "sentado *ou* em pé". Hoje em dia, muitas pessoas usam tapetes antifadiga, que oferecem apoio e amortecimento quando se está em pé.
- **Não "martele" as teclas.** Digite com suavidade.
- **Use as duas mãos** para executar comandos de duas teclas, como **Command-P**, **Ctrl-C** ou **Alt-F**, em vez de torcer uma das mãos para isso.
- **Segure o *mouse* com leveza.** Não o agarre nem aperte. Coloque-o onde não tenha que esticar muito o braço para usá-lo (o melhor é ao lado do teclado).
- **Use a configuração "toque para clicar" com o *trackpad*.** Assim, não precisa manter o polegar abaixado para clicar ou arrastar, e isso exige menos esforço do polegar e do punho.
- **Mantenha os braços e as mãos aquecidos.** Músculos e tendões frios estão expostos a um risco maior de lesões por uso excessivo, e muitos escritórios têm ar-condicionado. Luvas sem dedos ajudam muito.
- **Descanse.** Quando parar um pouco de digitar, descanse as mãos no colo e/ou de lado, em vez de deixá-las sobre o teclado.
- **Alongue-se.** Faça alongamentos frequentes durante o dia (*veja as p. 132-135*).

- **Eleve os pés.** Elevar os pés diariamente por 5-10 minutos pode colaborar com a circulação. É um hábito muito saudável.
- **Movimente-se.** Levante-se e movimente-se sempre que puder. Se for possível, vá até um colega próximo para conversar, em vez de usar o telefone. Tente usar a escada (pelo menos por alguns andares) em vez do elevador.
- **Faça intervalos.** Alguns especialistas sugerem um intervalo de 10 segundos a cada três minutos, outros sugerem um intervalo de um minuto a cada 15 minutos, um intervalo de cinco minutos a cada meia hora, ou um intervalo de 15 minutos a cada duas horas etc. Você pode fazer alongamentos e/ou se movimentar durante esses intervalos.
- **Use um massageador TheraCane®.** É uma ferramenta excelente para trabalhar rigidez e tensão no tronco. (*Veja a p. 226.*)
- **Respire.** A respiração diafragmática profunda em intervalos de algumas horas ajuda a reduzir o estresse, criar tranquilidade e focar a mente. (Se você não tem certeza de que está usando o diafragma ao respirar, o Breath Builder®, uma ferramenta para melhorar sua respiração diafragmática, pode ser útil (*Veja a p. 227*).

O que o alongamento pode fazer?
- Se você não tem lesões, use os alongamentos nas páginas 132-135. Faça alongamentos regulares algumas vezes por dia; isso pode ajudar a reduzir lesões por esforço repetitivo.
- Se tem lesões, leve este livro para o seu médico ou serviço de saúde e pergunte quais programas de alongamento você pode seguir. Explique que os alongamentos sugeridos nas páginas 228-229 podem ser usados para personalizar uma série de exercícios para sua condição particular.

Nas páginas a seguir, você encontra programas de alongamento criados especificamente para pessoas que trabalham com computadores.

ALONGAMENTOS PARA OPERADORES DE TECLADO

APROXIMADAMENTE 1 MINUTO E 15 SEGUNDOS

Muitas pessoas não entendem, mas trabalhar o dia todo em um teclado, dia após dia, é prejudicial para o corpo. O número de lesões por esforço repetitivo (LERs) em decorrência do uso de *mouse* e teclado aumentou de maneira drástica. A série abaixo foi criada especificamente para operadores de teclado e seus problemas em potencial (ou reais).

- Se você tem alguma lesão, procure um médico (de preferência, um profissional com experiência em LER) e peça orientações sobre que tipo de alongamento pode ajudar na recuperação. (*Veja as Prescrições para alongamentos nas páginas 228-229.*)
- Se você não tem lesão, faça esses alongamentos durante o dia como forma de prevenção. (Alongue-se enquanto salva arquivos, por exemplo.)
- *Veja, nas páginas 130-131, mais informações sobre problemas de LER.*

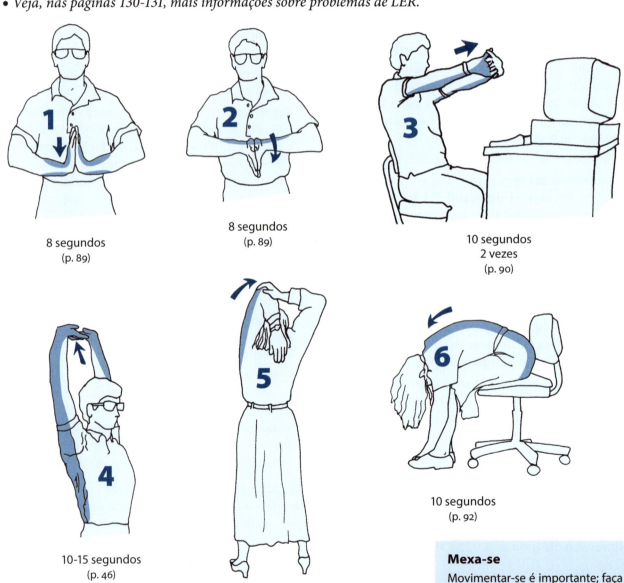

1 — 8 segundos (p. 89)
2 — 8 segundos (p. 89)
3 — 10 segundos 2 vezes (p. 90)
4 — 10-15 segundos (p. 46)
5 — 10 segundos cada braço (p. 44)
6 — 10 segundos (p. 92)

Mexa-se

Movimentar-se é importante; faça um intervalo de um minuto a cada 10-15 minutos, ou um intervalo de 5 minutos a cada meia hora; levante-se e mexa-se.

ALONGAMENTOS *ON-LINE*
APROXIMADAMENTE 1 MINUTO

Não importa quanto sua conexão é rápida, você sempre está esperando alguma coisa carregar. (Provavelmente, isso nunca vai mudar, porque, apesar de as conexões se tornarem cada vez mais rápidas, os arquivos ficam cada vez maiores.) Esses alongamentos são para o tronco, especialmente pescoço, ombros e punhos.

- Sempre que estiver lendo *on-line* sem usar o teclado ou o *mouse*, você pode alongar o tronco usando os dois braços.
- Depois que executar este programa algumas vezes, você vai conhecer os alongamentos de cor; portanto, faça-os com frequência enquanto estiver *on-line*.

> Se não houver tempo para fazer todos eles de uma vez, divida a série em combinações curtas: 1, 2, 3 ou 4, 5, 6, ou 7, 8.

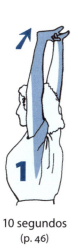

10 segundos
(p. 46)

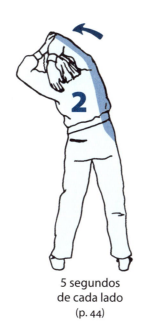

5 segundos
de cada lado
(p. 44)

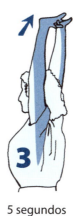

5 segundos
de cada lado
(p. 46)

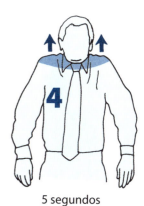

5 segundos
de cada lado
(p. 46)

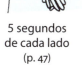

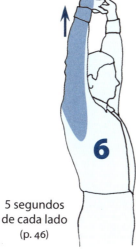

5 segundos
de cada lado
(p. 47)

5 segundos
de cada lado
(p. 46)

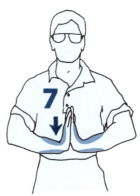

8 segundos
(p. 89)

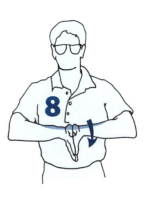

8 segundos
(p. 89)

Stretching © 2020 by Bob and Jean Anderson. Shelter Publications, Inc.   Alongamentos à mesa (do computador)   **133**

ALONGAMENTOS PARA ARTISTAS GRÁFICOS

APROXIMADAMENTE 1 MINUTO E MEIO

O esforço concentrado em imagens também exige demais dos olhos, além do corpo. Usar uma caneta Stylus e um *tablet* para desenhar pode causar problemas nos dedos e nos punhos. Faça intervalos frequentes enquanto desenha, ou enquanto estiver esperando o computador processar informações.

• Veja as prescrições para alongamentos nas páginas 228 a 229 para ter mais algumas ideias.
• Você também pode fazer alguns exercícios ou se movimentar um pouco.

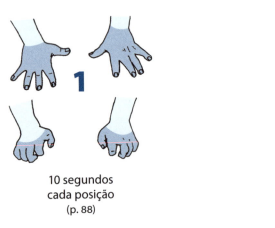

10 segundos
cada posição
(p. 88)

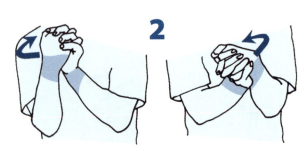

10 vezes
no sentido horário e no sentido anti-horário
(p. 88)

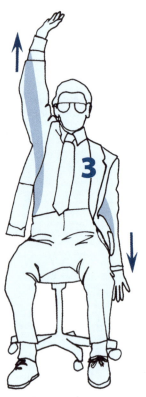

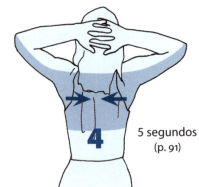

5 segundos
(p. 91)

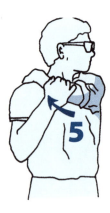

10 segundos
cada braço
(p. 91)

10 segundos
de cada lado
(p. 84)

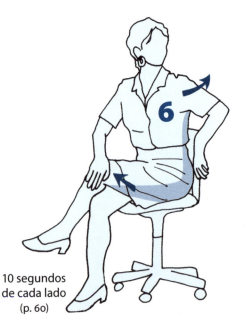

10 segundos
de cada lado
(p. 60)

Saúde visual

De vez em quando, olhe pela janela ou para um objeto distante. Esse foco diferente do trabalho próximo alivia a tensão ocular.

134 *Alongamentos à mesa (do computador)*   *Stretching* © 2020 by Bob and Jean Anderson. Shelter Publications, Inc.

ALONGAMENTOS ANTIESTRESSE
APROXIMADAMENTE 1 MINUTO E MEIO

- Teve um dia difícil?
- O computador está dando problemas?
- Vai a uma reunião importante?
- Precisa relaxar?

Há momentos inevitáveis durante o dia em que o corpo sinaliza que teve uma overdose de estresse. Não deixe a tensão se acumular e estragar seu bom trabalho. Vá devagar ao longo do dia. Alongue-se em intervalos frequentes!

- Respire profundamente.

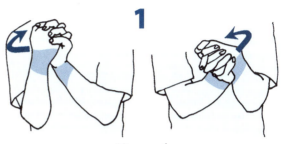

10 segundos
cada posição
(p. 88)

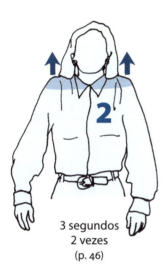

3 segundos
2 vezes
(p. 46)

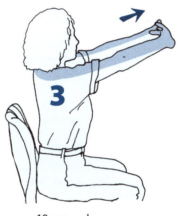

10 segundos
2 vezes
(p. 90)

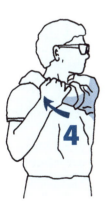

15 segundos
cada braço
(p. 91)

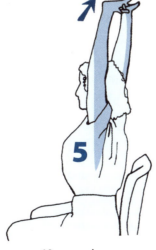

10 segundos
(p. 46)

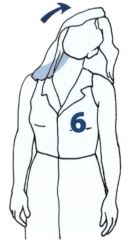

5 segundos
de cada lado
(p. 46)

Stretching © 2020 by Bob and Jean Anderson. Shelter Publications, Inc. Alongamentos à mesa (do computador) **135**

Problemas de saúde causados pelo celular

Pesquisas no Google indicam que havia entre 3 e 4 bilhões de usuários de *smartphones* no mundo em 2019, e o número está aumentando.

De acordo com o RescueTime, um aplicativo para celulares iOS e Android, em 2019 as pessoas passaram, em média, de 3 a 4 horas todos os dias em um *smartphone*, com 20% do usuários chegando a 4 horas e meia.

Ele nos pegou de surpresa, sorrateiro. Os *smartphones* são aparelhos que transformam a vida por completo. São tão úteis e envolventes que passamos muito tempo olhando para baixo: má postura! Isso provoca problemas nas costas, entre outras coisas.

Se você prestar atenção aos adolescentes, vai ver que estão invariavelmente olhando para o celular, com a cabeça baixa e inclinada para a frente, a postura desequilibrada. Os jovens começam mal a vida quando, sem perceber, desenvolvem má postura por passarem horas a fio curvados, olhando para uma telinha. Sem perceber porque é um processo gradual, como o do sapo que é posto em uma panela com água aquecida lentamente.

Acontece a mesma coisa com os adultos. Na próxima vez que estiver na rua, ou no mercado, ou em trânsito, perceba como as pessoas estão encurvadas, olhando para o celular.

(Isso não é culpa só do telefone: ficamos encurvados quando lemos, dirigimos, até quando falamos. A cabeça quase sempre está desalinhada.)

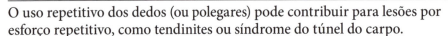

O uso repetitivo dos dedos (ou polegares) pode contribuir para lesões por esforço repetitivo, como tendinites ou síndrome do túnel do carpo.

Os sintomas da síndrome do pescoço tecnológico (ou do pescoço de mensagens de texto) são se limitam à rigidez no pescoço, mas incluem dor entre as escápulas e, às vezes, dor de cabeça. Pior, com o tempo, tendões e articulações podem ficar danificados e curvos de maneira permanente.

A má postura ao sentar-se, ficar em pé, caminhar ou olhar para o celular pode causar mais que dor e rigidez na parte superior do tronco; também afeta outras partes da coluna, como a mediana e a inferior. Se mantidos, esses tipos de lesões são difíceis de tratar. Tendões não são músculos que enrijecem e se contraem, por isso uma lesão no tendão é difícil de curar.

Recomendamos que você pesquise sobre o assunto. Comece digitando "síndrome do pescoço tecnológico" no Google; você vai encontrar muita informação. Se está enfrentando problemas, recomendamos também que procure um profissional da saúde.

Pescoço tecnológico

É uma expressão que descreve a dor no pescoço (e nos ombros) que resulta de manter a cabeça baixa sobre o queixo (às vezes chamada de "curva de corcunda") enquanto olha para a tela do celular. Isso faz os músculos da nuca se contraírem para sustentar o peso da cabeça.

A cabeça de um adulto pesa entre 4,5 e 5 quilos. Com o aumento do ângulo da inclinação para a frente, ocorre sobrecarga na coluna. Diz-se que uma inclinação de 15 graus para a frente representa uma carga de 12 quilos no pescoço (5 quilos do peso da cabeça e 7 quilos resultantes do desequilíbrio).

Passar muito tempo olhando para o *smartphone* pode deformar os ossos do pescoço, que se acomodam em uma posição curva.

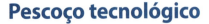

Pescoço de mensagem de texto

É uma expressão que faz referência a problemas que podem surgir em decorrência de *digitar* no telefone.

Os perigos de alguém trocar mensagens enquanto dirige são óbvios, mas também existe o perigo de digitar enquanto caminha; houve um aumento de acidentes com pedestres que trocavam mensagens enquanto caminhavam. Algumas cidades até consideraram a possibilidade de tornar ilegal o ato de digitar ao caminhar.

Mandar mensagens requer mais concentração do que falar e/ou usar reconhecimento de voz. (Você consegue falar ao telefone sem olhar para ele.)

Nestas poucas páginas, vamos mostrar algumas coisas muitos simples que você pode fazer para combater os efeitos físicos negativos de usar um smartphone.

Verificação de postura – em pé

Como está sua postura agora? Você está equilibrado sobre os dois pés, ou apoia o peso predominantemente em um deles? Sua cabeça está projetada para a frente, causando ombros curvados e tensão no pescoço, nos ombros e nas áreas superior e inferior das costas? E a mandíbula? Está contraída por causa dos dentes apertados, criando tensão em todo o tronco? As mãos estão relaxadas, ou unidas e tensas em uma posição desconfortável?

Aqui vão algumas sugestões para ajudar a recuperar o equilíbrio e reduzir a tensão e a contração muscular indesejada:

- **Concentre-se nas pernas e nos pés.** Tente ficar em pé com os pés apontados para a frente, quase na largura dos ombros. Agora verifique se as pernas estão estendidas, mas sem travar os joelhos. Certifique-se de que o peso está igualmente distribuído entre os dois pés. Isso ajuda a manter o centro de gravidade voltado para baixo. Essa é uma posição de força e relaxamento, diferente da posição de fraqueza e instabilidade que acompanha a distribuição desigual do peso priorizando um dos pés.
- **A seguir, concentre-se no tronco e na cabeça.** Em pé, com uma postura mais equilibrada, levante ligeiramente o peito enquanto a cabeça fica erguida sobre os ombros. O queixo deve ficar paralelo ao chão e você deve estar olhando para a frente, não para baixo. Pense: "Mantenha-se ereto". Verifique se a mandíbula está relaxada. Se não estiver, diga a si mesmo: "Relaxe a mandíbula" e descomprima os dentes, deixando o queixo relaxar suavemente.
- *Concentre-se nos ombros.* A seguir, eleve os ombros em direção às orelhas. Mantenha por 1-3 segundos. Repita 3-5 vezes. Inspire ao levantar os ombros; expire ao abaixá-los. Diga para você mesmo: "Ombros para cima, ombros para baixo".
- *Mãos.* Se estão contraídas e tensas, deixe-as relaxar. Sacuda-as como na página 89. Pense: "Relaxe as mãos".
- *Respiração.* Aprenda a fazer pelo menos dez respirações diafragmáticas a cada uma hora, para ajudar a reduzir o estresse.
- *Pratique o realinhamento do corpo durante o dia.* Isso pode reduzir a dor e o desconforto da má postura.

Durante o dia, faça verificações rápidas de postura. Se os ombros estiverem contraídos e tensos, movimente-os para cima e para baixo. Se a mandíbula estiver relaxada, isso reduz a tensão e a compressão no rosto e no tronco. Se você estiver em pé e desalinhado, realinhe as pernas e os pés para que o peso seja distribuído igualmente.

Três coisas importantes para praticar:

1. Leve o celular ao nível dos olhos, em vez de olhar para baixo.
2. Olhe para baixo com os olhos, não com a cabeça.
3. Faça um intervalo de três minutos a cada 15 ou 20 minutos de uso do telefone.

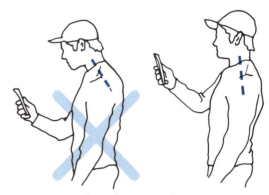

Sua cabeça controla o corpo

Reduzir o estresse causado pelo telefone

O Google relata que "celulares com redes sociais, e-mail e aplicativos de notícias" estão criando "uma sensação de obrigação constante, gerando estresse pessoal não intencional". O que você pode fazer?

Desligue todas as notificações, exceto as que deseja receber.

Delete aplicativos ou sites, se causarem ansiedade ou estresse. (Aplicativos/sites como YouTube, Facebook, X, WhatsApp, WeChat, TikTok, Instagram etc. induzem as pessoas a um enorme desperdício de tempo.)

Faça intervalos. Experimente fazer um "detox digital" de 24 horas. Muitas pessoas fazem isso e descobrem uma sensação inesperada de paz e calma, sem a enxurrada digital, e voltam renovadas aos seus aparelhos.

Há livros sobre como "terminar com seu celular" que mostram como "terminar, depois reatar". A ideia não é desistir do telefone, mas ter controle sobre o uso, sobre as horas gastas com ele.

Alongue-se! Veja *Alongamentos e o celular* nas próximas duas páginas.

Adesivos para celular

Esta é uma ferramenta analógica para o seu telefone. Não é um aplicativo. É um pequeno lembrete impresso que você pode fotocopiar e colar atrás do seu celular. Tem duas versões, para diferentes tamanhos de aparelhos. (Etiquetas de embalagem ou endereçamento funcionam muito bem.)

Se quiser fazer alongamentos, não precisa abrir um aplicativo. É só virar o telefone e realizar alguns movimentos.

Também serve como um lembrete para manter o telefone no nível dos olhos.

Faça uma fotocópia de um deles e cole atrás do seu celular.

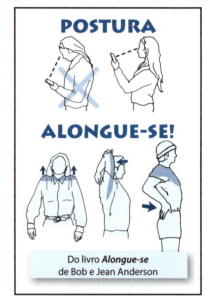

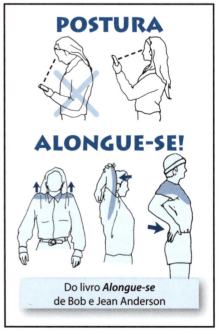

ALONGAMENTOS E O CELULAR (SENTADO)

APROXIMADAMENTE 1 MINUTO

- Faça estes alongamentos sempre que sentir que precisa de um intervalo, ou se sentir rígido.
- Você não precisa fazer todos eles.
- Até um único movimento de alongamento pode fazer a diferença.
- Respire.
- Alongue pela *sensação*. Assim, você vai desenvolver consciência corporal: entrar em contato com diferentes partes do corpo.
- Dê uma caminhada. Faça alguma coisa para o sangue circular.
- Depois que terminar os alongamentos, segure o celular na altura dos olhos. Pratique isso com frequência e você vai construir um hábito mais saudável.

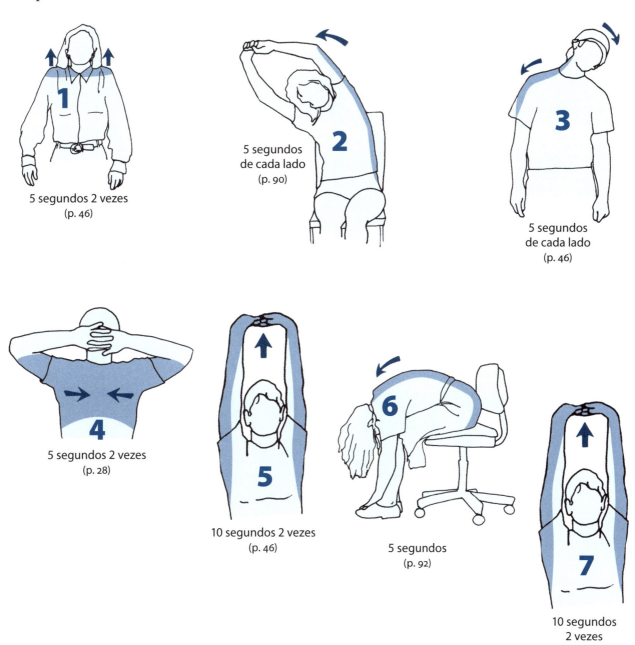

Problemas de saúde causados pelo celular

ALONGAMENTOS E O CELULAR (EM PÉ)

APROXIMADAMENTE 1 MINUTO E MEIO

- Alongue-se até sentir um pouco de tensão nos músculos.
- Mantenha até relaxar um pouco.
- Depois, suavemente, force um pouco mais.
- Concentre-se em como sente os músculos e tendões.
- O princípio de que "sem dor não adianta" não se aplica ao alongamento.
- Respire lentamente e com ritmo.
- Pratique segurar o celular na altura dos olhos.

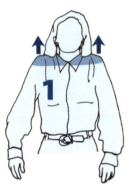

5 segundos
3 vezes
(p. 46)

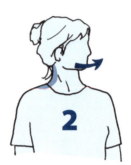

5-10 segundos
de cada lado
(p. 92)

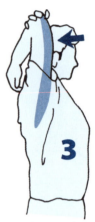

5 segundos
de cada lado
(p. 44)

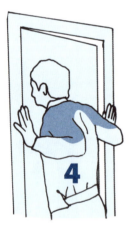

10-20 segundos
(p. 47)

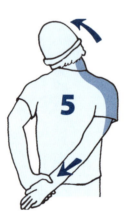

5-10 segundos
cada braço
(p. 47)

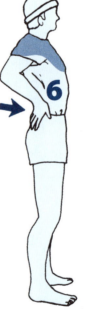

10-12 segundos
2 vezes
(p. 46)

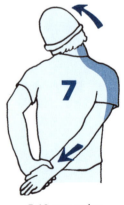

5-10 segundos
cada braço
(p. 47)

A IMPORTÂNCIA DA ATIVIDADE FÍSICA

Fazer alongamentos e ter uma boa postura não são as únicas maneiras de contra-atacar os problemas causados pelo uso do *smartphone*, ou a "síndrome do pescoço tecnológico". A atividade física eleva os batimentos cardíacos, envia sangue para os músculos, lubrifica as articulações e elimina as toxinas que estão causando dor.

Planejamento Planeje a atividade física como uma parte da sua vida diária, não só uma coisa que você faz no fim do dia – se tiver tempo. Boa forma não acontece sem planejamento, por isso você precisa de um plano realista para que a atividade física se torne parte integrante da sua vida.

Faça disso uma prioridade Isso vai determinar seu futuro. A atividade física vai se tornar uma prioridade centrada no prazer, na realização e na melhoria.

Seja consistente. Demora mais para entrar em forma do que para perder a forma. Se ficar sem se exercitar por alguns dias, não se preocupe; só não passe semanas ou meses sem atividade física regular.

Persista na sua rotina. Estar em boa forma não é algo que acontece por acaso ou sem esforço. Acontece com o tempo, com paciência e um plano razoável.

Aprenda uma atividade. Caminhada, trilha, corrida, ciclismo, natação, musculação etc. *Veja a lista de atividades na página 143.* Você pode pesquisar no Google técnicas/treinamento apropriado para qualquer atividade que despertar seu interesse.

Vá com calma. Não exagere no começo. Comece com um pouco de atividade, depois, *gradualmente*, avance ao longo do ano.

Descansar é uma parte muito importante para tirar máximo proveito do exercício. Introduza dias de descanso em seu plano semanal. Descansar ajuda a evitar lesões, aumenta sua força e revitaliza a mente.

Mantenha-se hidratado Isso melhora as funções física e mental, aumenta a resistência e colabora com o funcionamento dos órgãos vitais (coração, pulmões, rins etc.). Manter-se hidratado torna o exercício mais fácil e mais agradável.

Eleve os pés todos os dias.

Massagem Faça uma massagem sempre que possível. (*Veja ferramentas de massagem corporal nas páginas 226-227.*)

Mantenha-se em forma o ano todo Isso vai prepará-lo para realizar outras atividades, como passar aspirador de pó, lavar o carro, remover a neve, cuidar do jardim, limpar a casa. Estar em boa forma (forte, ágil e flexível) por praticar atividade física e alongamento regulares vai possibilitar a realização dessas atividades de maneira mais aeróbica e segura.

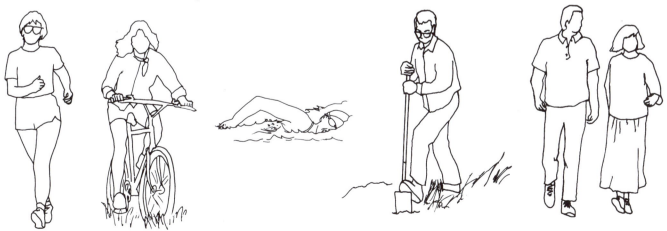

Stretching © 2020 by Bob and Jean Anderson. Shelter Publications, Inc.

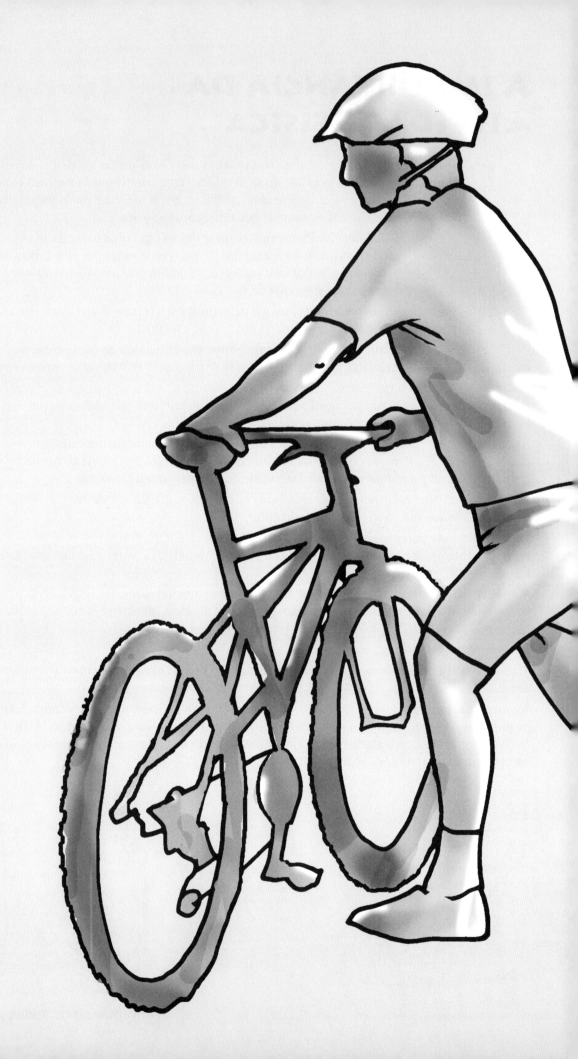

SÉRIES DE ALONGAMENTOS
Esportes e atividades

Esta seção apresenta séries de alongamentos para esportes e atividades organizadas em ordem alfabética.

Sempre que você fizer um alongamento pela primeira vez, leia as instruções que lhe são *específicas*. (Consulte a página de referência embaixo de cada movimento.) Depois de seguir as instruções algumas vezes, você saberá executar corretamente cada alongamento. A partir daí, apenas olhe as ilustrações.

Aquecimento: para os esportes mais vigorosos (corrida, futebol americano etc.), recomendo fazer um rápido aquecimento antes de alongar-se (fazer *cooper* por 3-5 minutos com um balanço exagerado dos braços, por exemplo). Veja a p. 14, "Aquecendo e esfriando".

Para professores e treinadores: as séries a seguir podem servir de orientação. Você pode acrescentar ou eliminar alongamentos para atender às necessidades específicas e ao tempo disponível.

Nota: certifique-se de ler a seção "Como fazer alongamentos" nas p. 12-13 antes de executar as séries.

Alpinismo/escalada 144	**Exercício aeróbico** 172
Artes marciais 146	**Futebol** 174
Badminton 148	**Futebol americano** 176
Basquete 150	**Ginástica** 178
Beisebol/*softball* 152	**Golfe** 180
Boliche 154	**Halterofilismo** 182
Caminhada 156	**Hóquei sobre o gelo** 184
Caminhada com bastões 158	**Luta livre** 186
Canoagem 160	***Motocross*** 188
Ciclismo 162	***Mountain biking*** 190
Corrida 164	**Natação** 192
Esportes equestres 166	**Patinação no gelo** 194
Esqui *cross-country* 168	**Patins *inline*** 196
Esqui *downhill* 170	**Remo** 198
	Rodeio 199
	Snowboarding 200
	Surfe 202
	Tênis 204
	Tênis de mesa 206
	Tênis de praia, handebol e *squash* 208
	Triatlo 210
	Vôlei 212
	Windsurfe 214

ALPINISMO/ESCALADA
APROXIMADAMENTE 6 MINUTOS

Caminhe por alguns minutos antes de alongar-se.

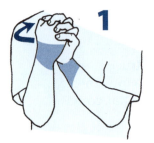

Gire os punhos
10 vezes nos sentidos
horário e anti-horário
(p. 88)

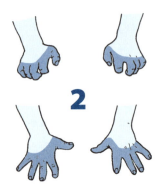

10 segundos cada posição
2 vezes
(p. 88)

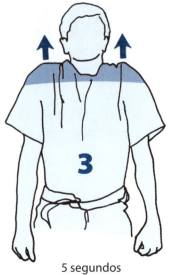

5 segundos
3 vezes
(p. 46)

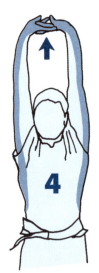

15 segundos
(p. 46)

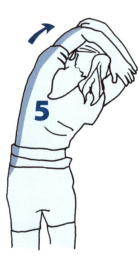

10 segundos
cada lado
(p. 44)

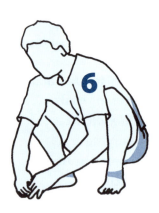

15-30 segundos
(p. 65)

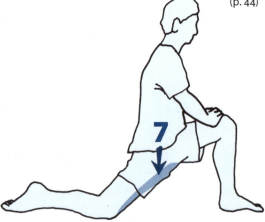

15 segundos
cada perna
(p. 53)

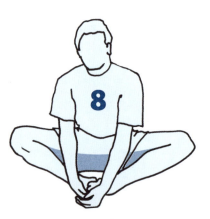

15-30 segundos
(p. 58)

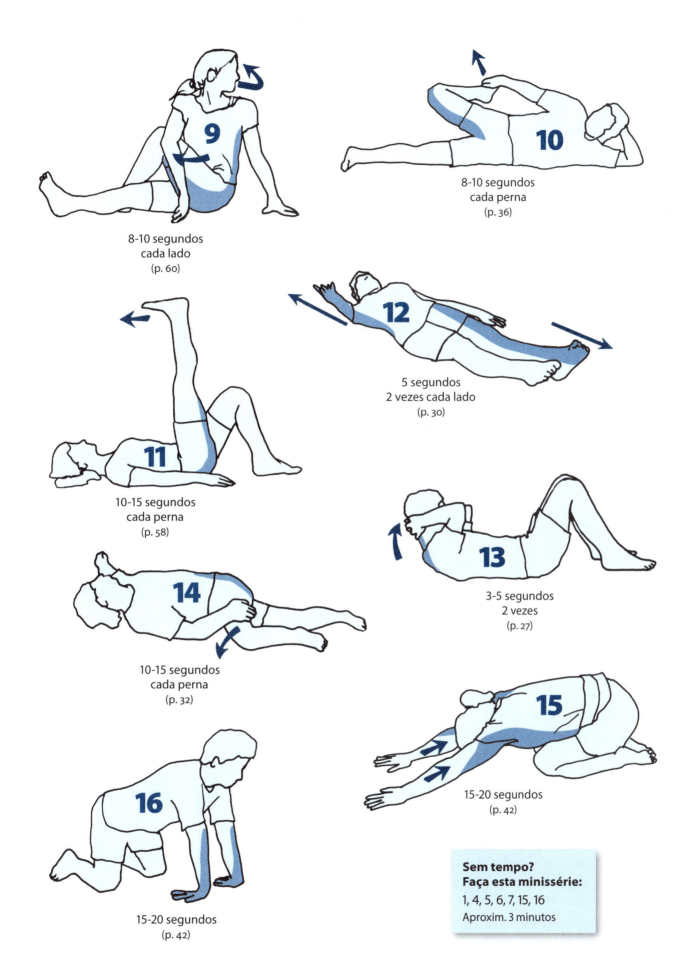

Séries de alongamentos **145**

ARTES MARCIAIS
APROXIMADAMENTE 7 MINUTOS

Nota: estes alongamentos não pretendem substituir a sua série tradicional, mas também podem ser usados para melhorar a sua flexibilidade geral. Eles devem ser precedidos de um bom aquecimento.

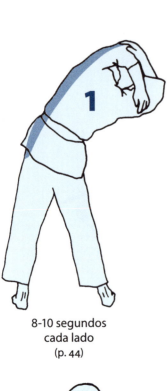

8-10 segundos cada lado
(p. 44)

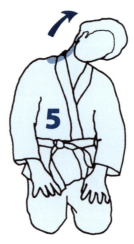

10 segundos cada lado
(p. 80)

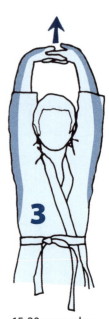

15-20 segundos
(p. 46)

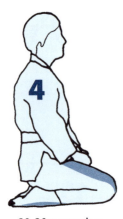

20-30 segundos
(p. 49)

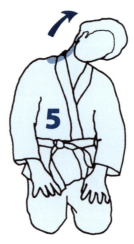

3-5 segundos cada lado
(p. 46)

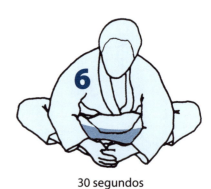

30 segundos
(p. 58)

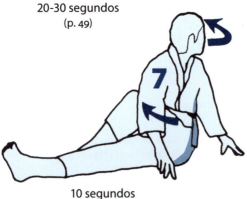

10 segundos cada lado
(p. 60)

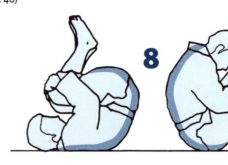

Role para a frente e para trás
10-12 vezes
(p. 63)

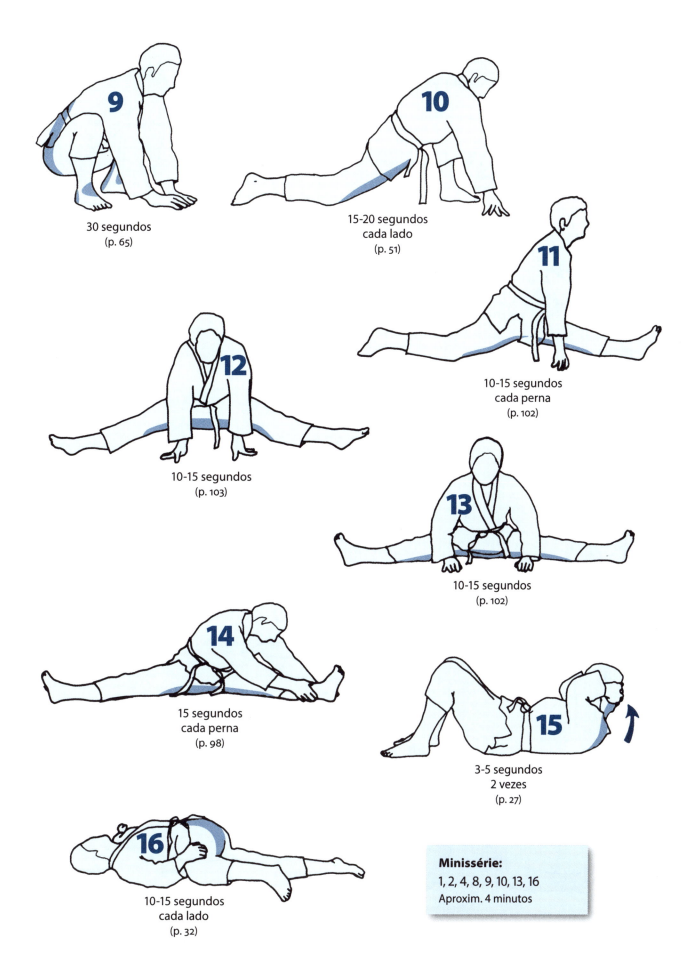

BADMINTON
APROXIMADAMENTE 6 MINUTOS

Faça um aquecimento de 2-3 minutos de caminhada antes de alongar-se.

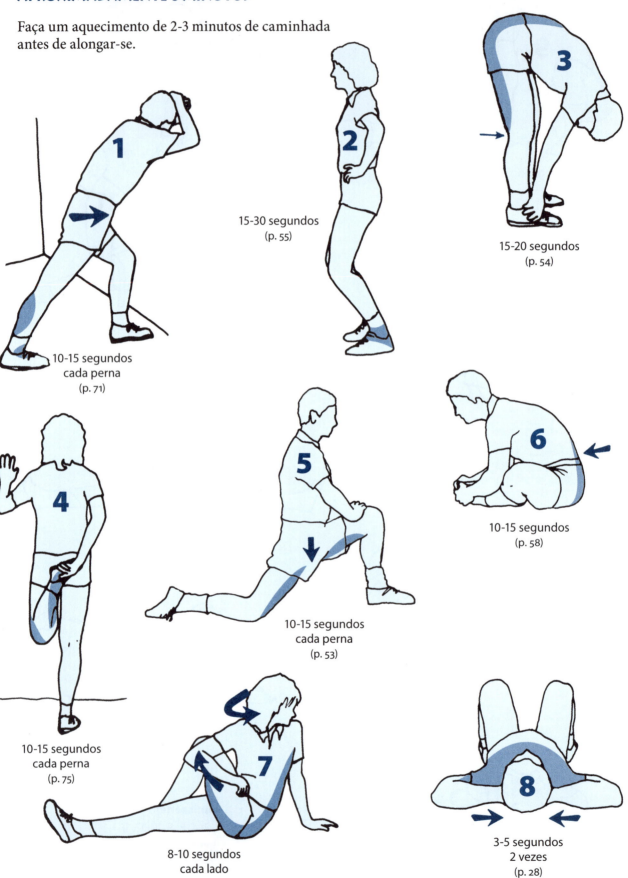

148   Séries de alongamentos

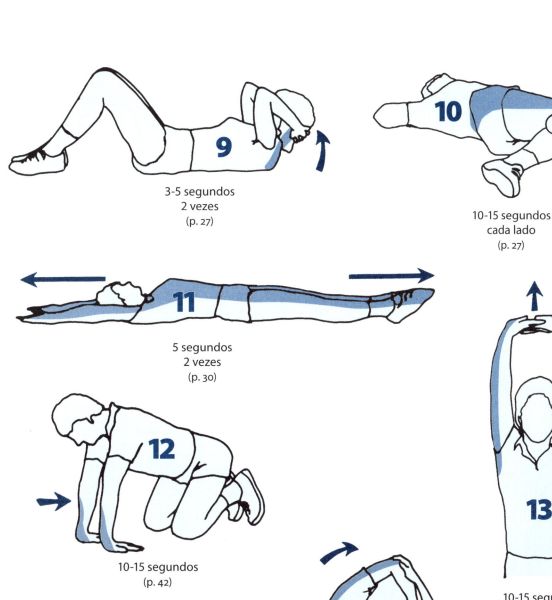

3-5 segundos
2 vezes
(p. 27)

10-15 segundos
cada lado
(p. 27)

5 segundos
2 vezes
(p. 30)

10-15 segundos
(p. 42)

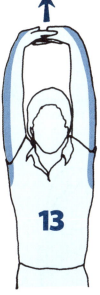

10-15 segundos
(p. 46)

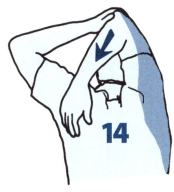

10 segundos
cada braço
(p. 44)

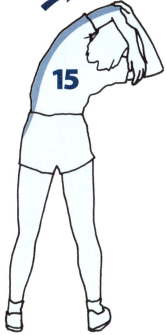

8-10 segundos
cada lado
(p. 44)

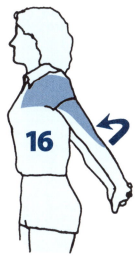

10-15 segundos
2 vezes
(p. 44)

Sem tempo?
Faça esta minissérie:
1, 2, 5, 13, 14, 15, 16
Aproxim. 3 minutos

Stretching © 2020 by Bob and Jean Anderson. Shelter Publications, Inc.

Séries de alongamentos **149**

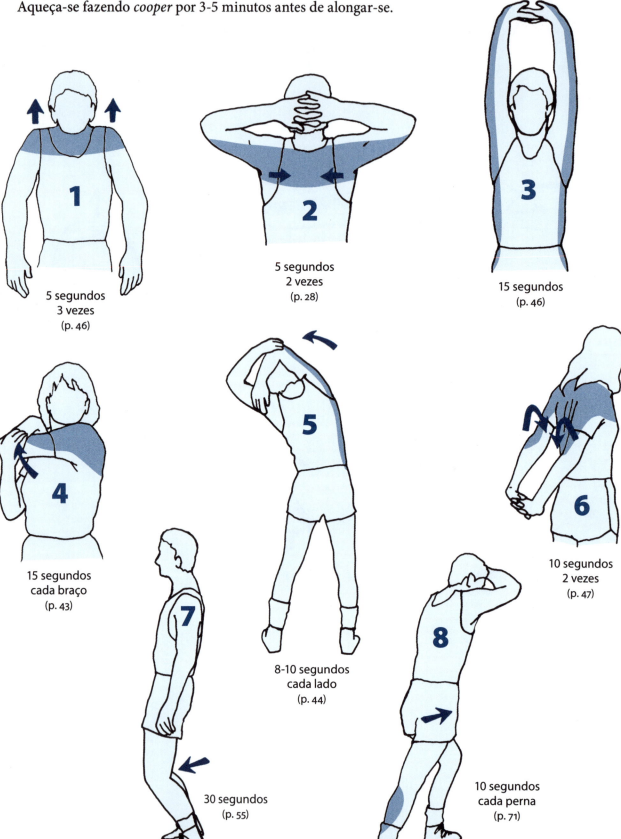

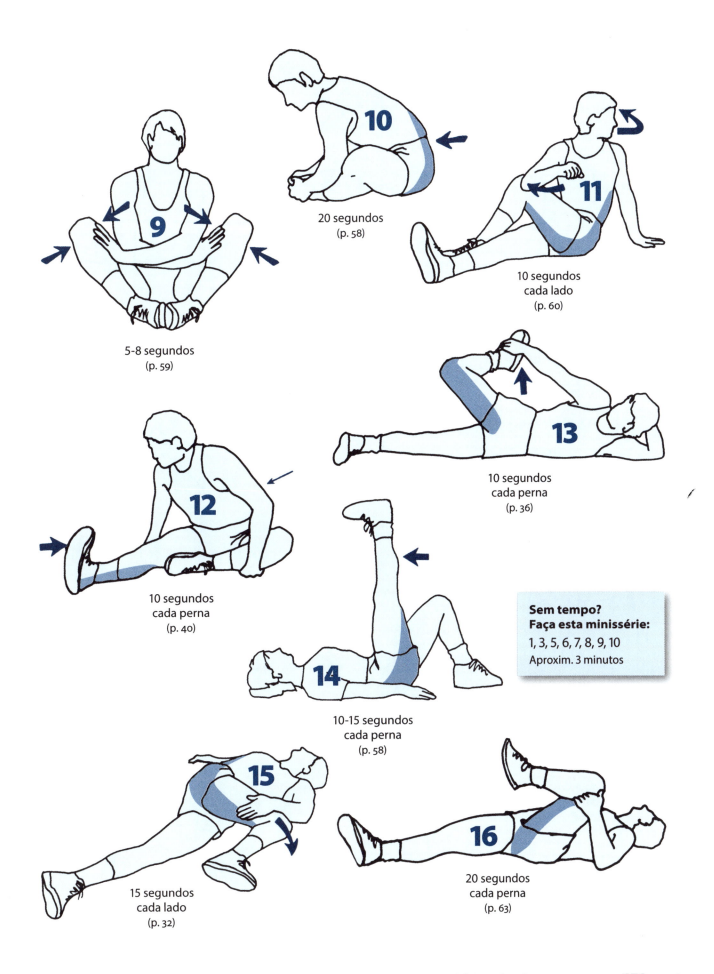

BEISEBOL/SOFTBALL
APROXIMADAMENTE 8 MINUTOS

Faça *cooper* em volta do campo antes de alongar-se.

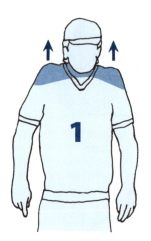

1
5 segundos
2-3 vezes
(p. 46)

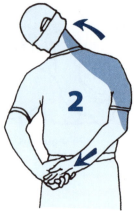

2
8-10 segundos
cada braço
(p. 47)

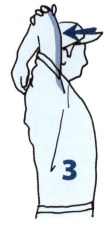

3
8-10 segundos
cada braço
(p. 44)

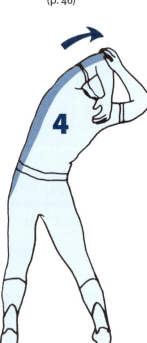

4
10 segundos
cada lado
(p. 44)

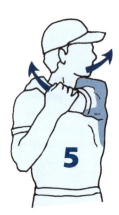

5
15 segundos
cada braço
(p. 43)

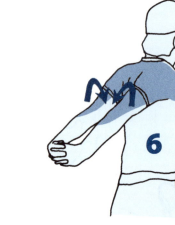

6
10-15 segundos
cada braço
2 vezes
(p. 47)

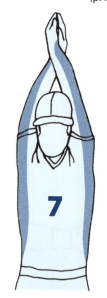

7
10-20 segundos
(p. 43)

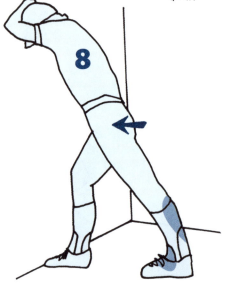

8
10-15 segundos
cada perna
(p. 71)

152 Séries de alongamentos

Stretching © 2020 by Bob and Jean Anderson. Shelter Publications, Inc.

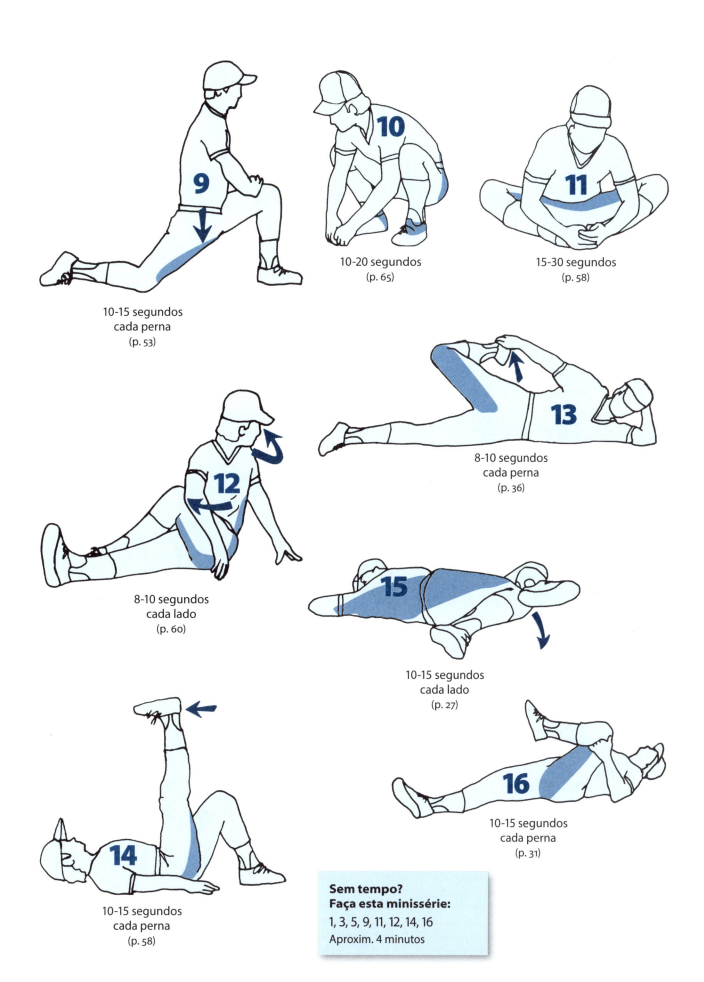

Séries de alongamentos 153

BOLICHE
APROXIMADAMENTE 6 MINUTOS

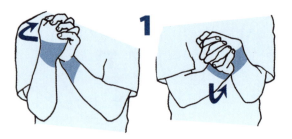

Gire 10 vezes
em cada direção
(p. 88)

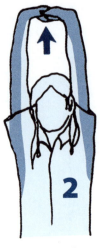

15 segundos
(p. 46)

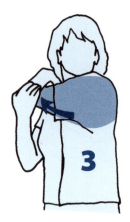

15 segundos
cada braço
(p. 43)

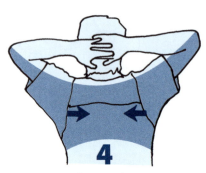

5 segundos
2 vezes
(p. 91)

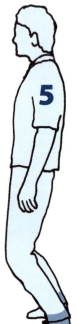

15-20 segundos
(p. 55)

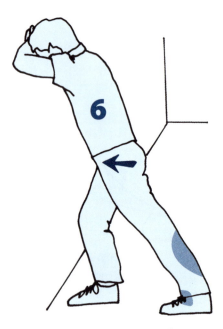

10-15 segundos
cada perna
(p. 71)

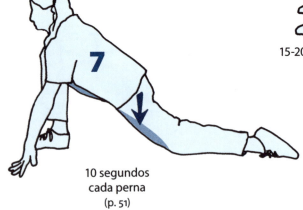

10 segundos
cada perna
(p. 51)

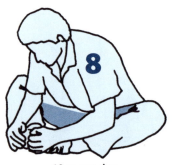

10 segundos
(p. 58)

154 Séries de alongamentos

Stretching © 2020 by Bob and Jean Anderson. Shelter Publications, Inc.

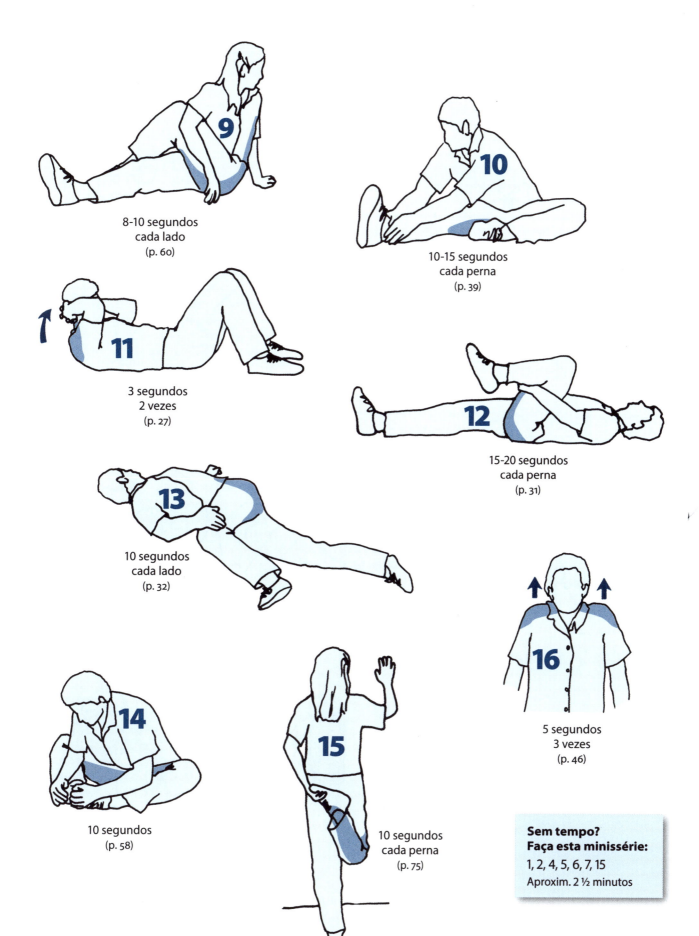

Séries de alongamentos 155

ANTES, NOS INTERVALOS E DEPOIS
CAMINHADA
APROXIMADAMENTE 7 MINUTOS

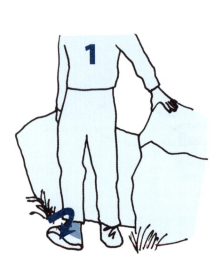

Gire cada pé
10-15 vezes
(p. 71)

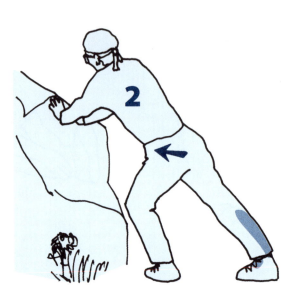

10-15 segundos
cada perna
(p. 71)

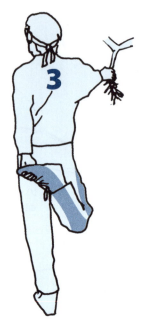

10-15 segundos
cada perna
(p. 75)

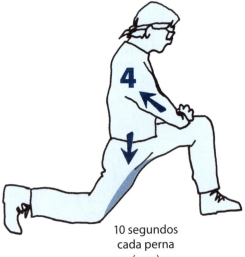

10 segundos
cada perna
(p. 53)

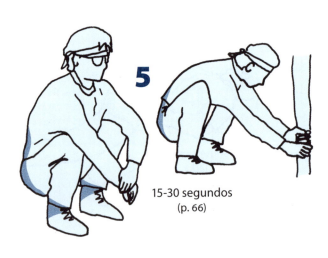

15-30 segundos
(p. 66)

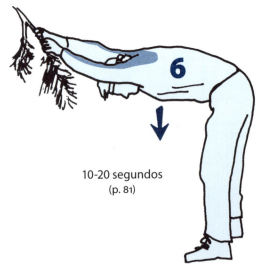

10-20 segundos
(p. 81)

8-10 segundos
cada braço
(p. 44)

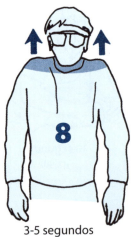

3-5 segundos
diversas vezes
(p. 46)

156 Séries de alongamentos

Stretching © 2020 by Bob and Jean Anderson. Shelter Publications, Inc.

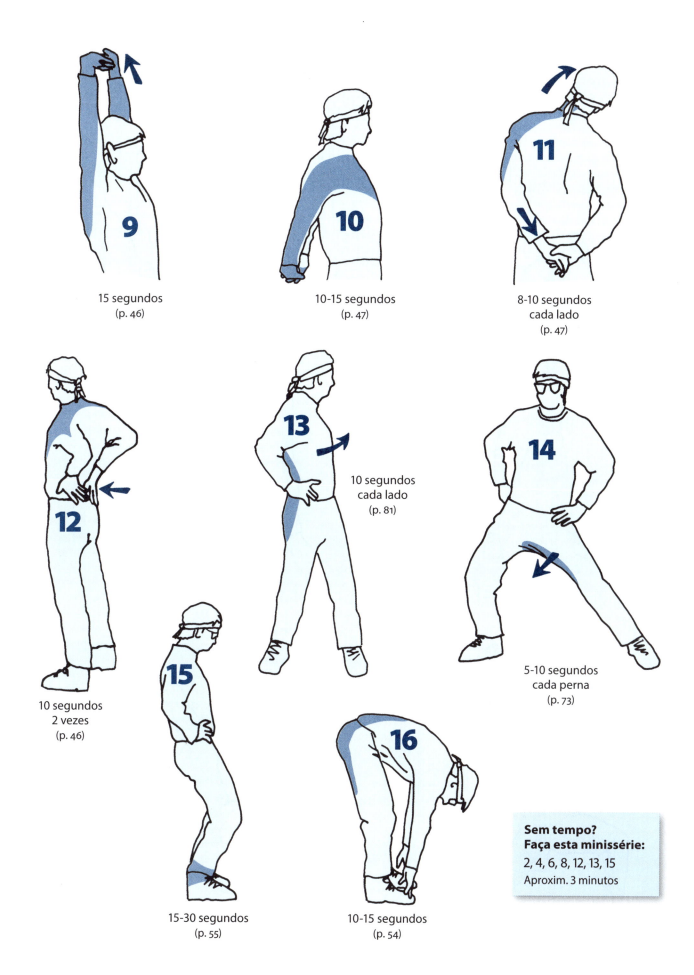

CAMINHADA COM BASTÕES
APROXIMADAMENTE 6 MINUTOS

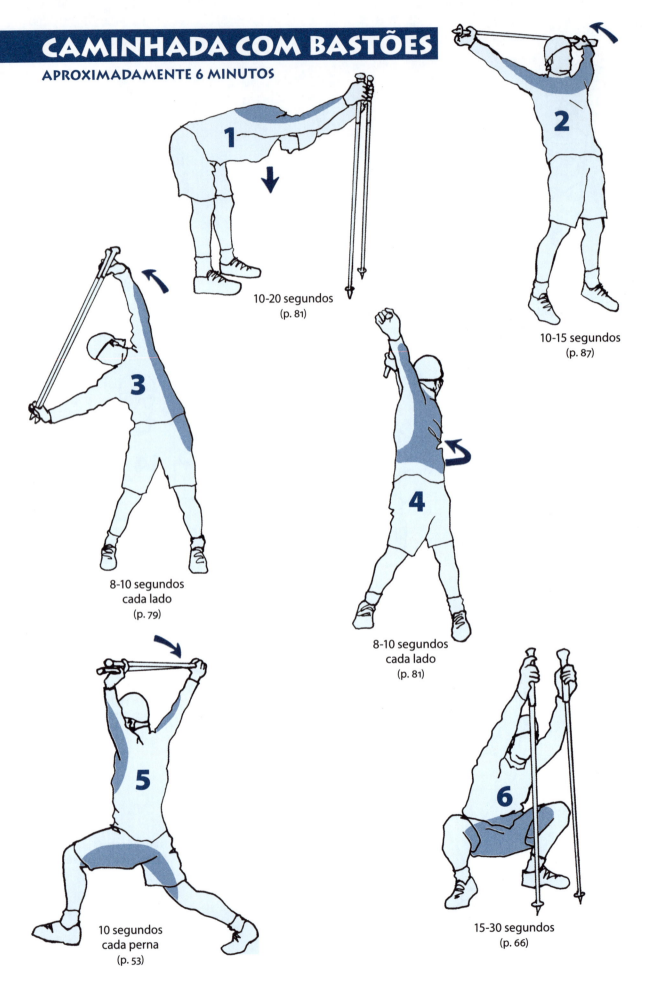

1 — 10-20 segundos (p. 81)
2 — 10-15 segundos (p. 87)
3 — 8-10 segundos cada lado (p. 79)
4 — 8-10 segundos cada lado (p. 81)
5 — 10 segundos cada perna (p. 53)
6 — 15-30 segundos (p. 66)

158 Séries de alongamentos

Stretching © 2020 by Bob and Jean Anderson. Shelter Publications, Inc.

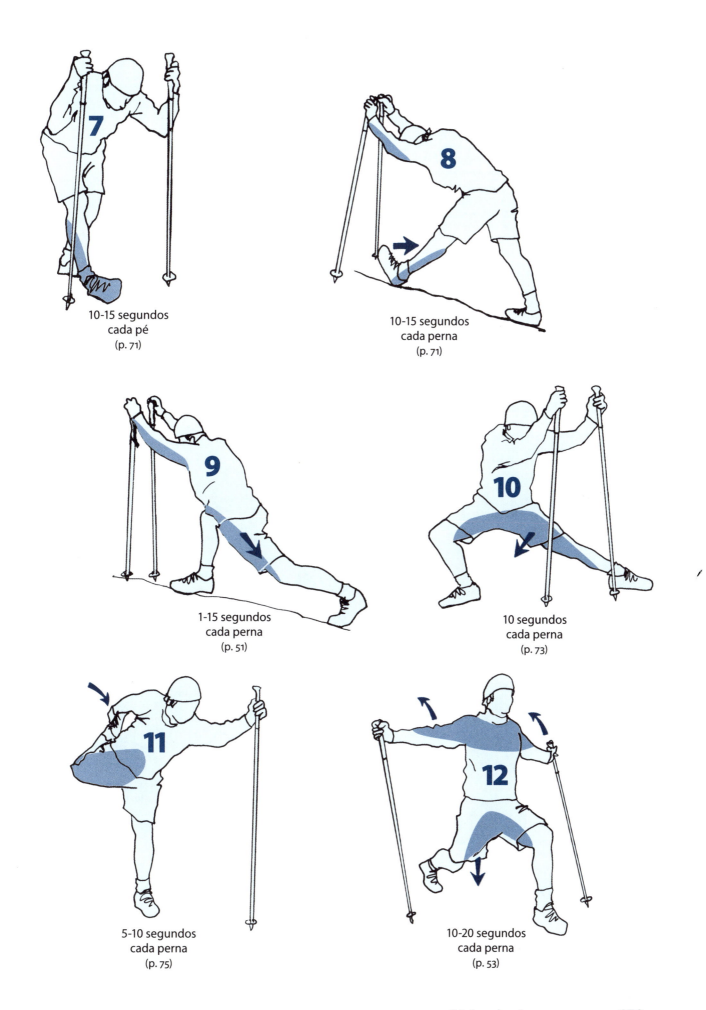

Séries de alongamentos **159**

CANOAGEM
APROXIMADAMENTE 7 MINUTOS

Caminhe por alguns minutos antes de alongar-se.

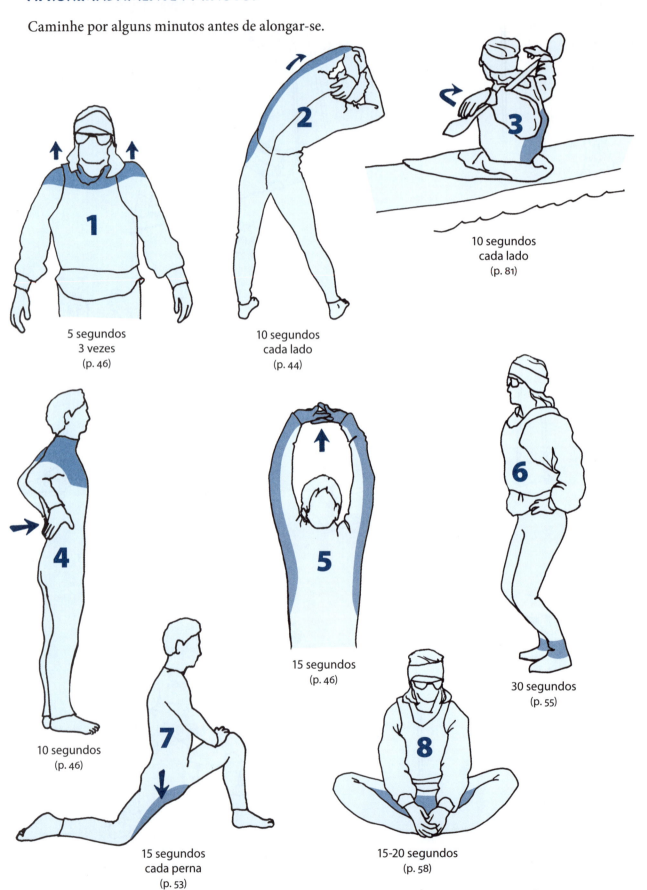

160 Séries de alongamentos

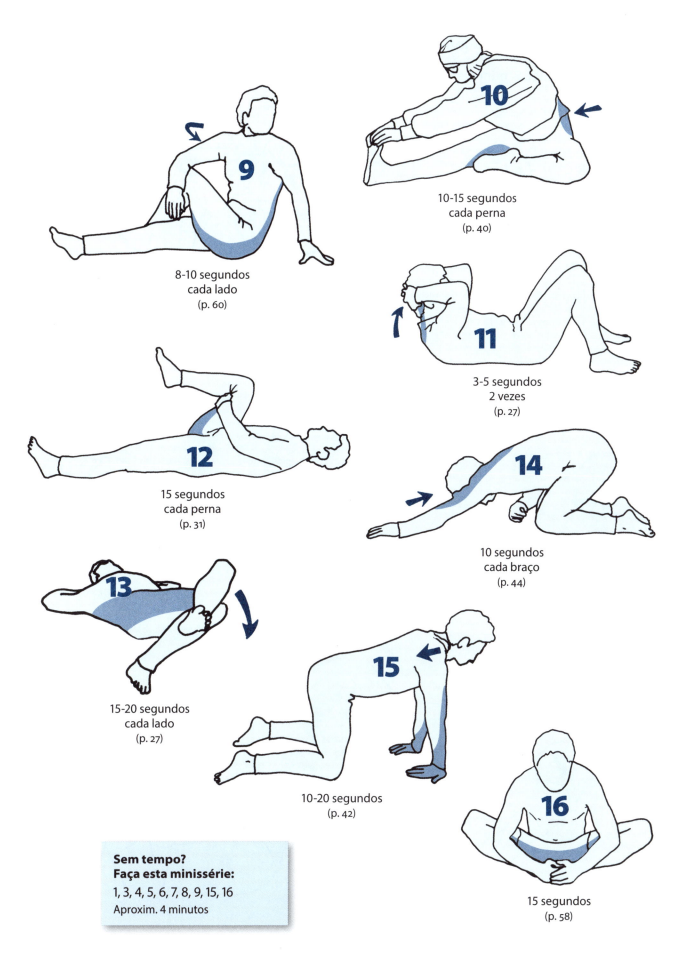

CICLISMO

APROXIMADAMENTE 8 MINUTOS

Caminhe por alguns minutos antes de alongar-se.

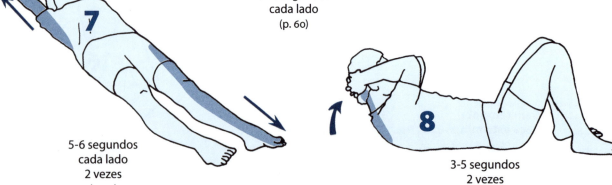

1. 5 segundos
3 vezes
(p. 46)

2. 10-20 segundos
cada perna
(p. 53)

3. 10-20 segundos
2 vezes
(p. 42)

4. 5 segundos
cada lado
(p. 42)

5. 20-30 segundos
(p. 58)

6. 8-10 segundos
cada lado
(p. 60)

7. 5-6 segundos
cada lado
2 vezes
(p. 30)

8. 3-5 segundos
2 vezes
(p. 27)

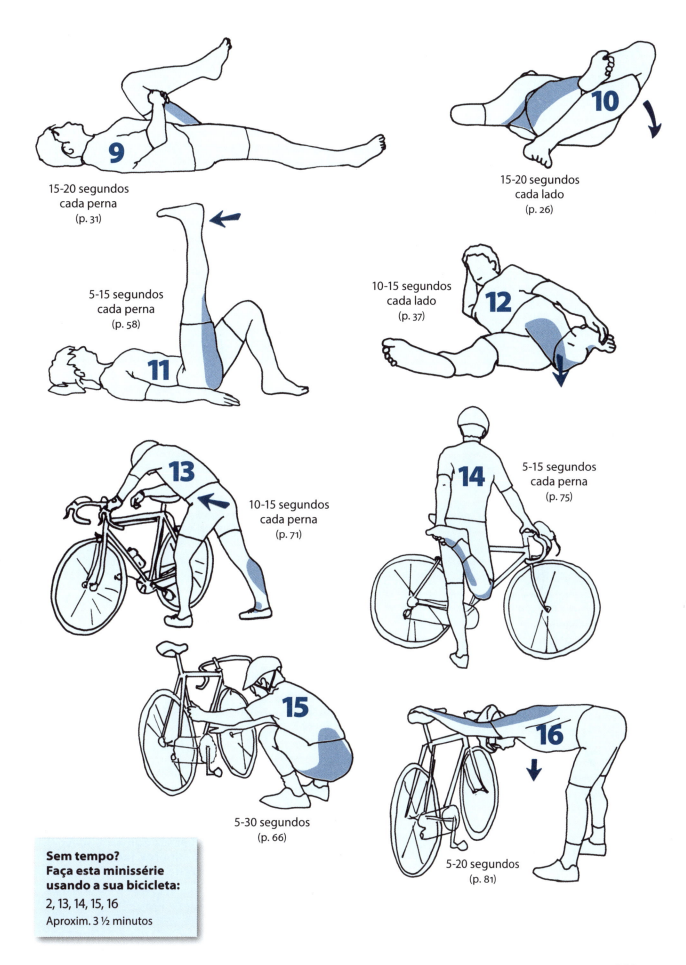

ANTES CORRIDA

APROXIMADAMENTE 4 MINUTOS

Aqueça-se fazendo *cooper* por 3-5 minutos antes de alongar-se.

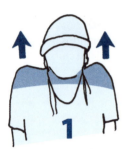

3-5 segundos
2 vezes
(p. 46)

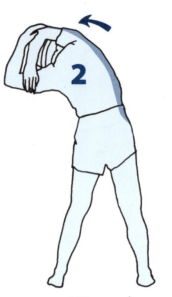

8-10 segundos
cada lado
(p. 44)

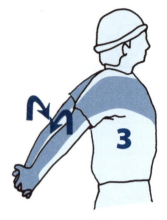

5-10 segundos
(p. 47)

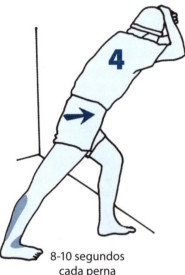

8-10 segundos
cada perna
(p. 71)

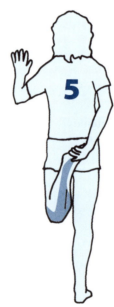

10-15 segundos
cada perna
(p. 75)

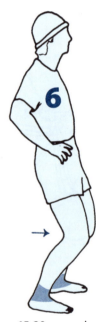

15-30 segundos
(p. 55)

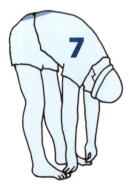

5-10 segundos
(p. 54)

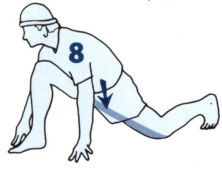

15 segundos
cada perna
(p. 51)

Sem tempo?
Após um aquecimento suave de 2-3 minutos, faça esta minissérie:
3, 4, 5, 8
Aproxim. 1 ½ minuto

164 Séries de alongamentos

Stretching © 2020 by Bob and Jean Anderson. Shelter Publications, Inc.

DEPOIS CORRIDA
APROXIMADAMENTE 3 MINUTOS

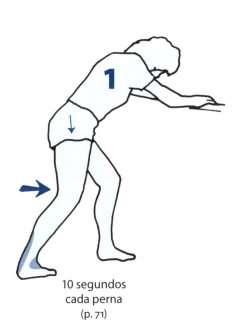

1. 10 segundos cada perna (p. 71)

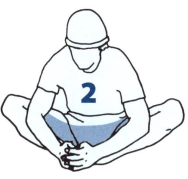

2. 10-15 segundos (p. 58)

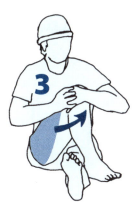

3. 15 segundos cada perna (p. 61)

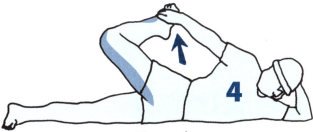

4. 10 segundos cada perna (p. 36)

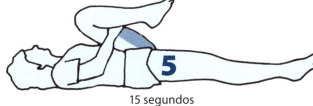

5. 15 segundos cada perna (p. 31)

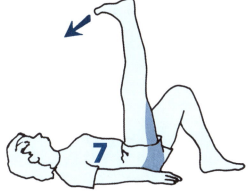

7. 10-15 segundos cada perna (p. 58)

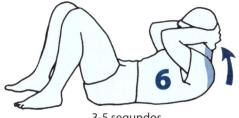

6. 3-5 segundos 2 vezes (p. 27)

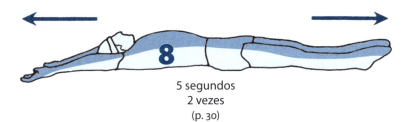

8. 5 segundos 2 vezes (p. 30)

Sem tempo?
Faça esta minissérie:
1, 5, 6, 8
Aproxim. 1 ½ minuto

Stretching © 2020 by Bob and Jean Anderson. Shelter Publications, Inc.

Séries de alongamentos **165**

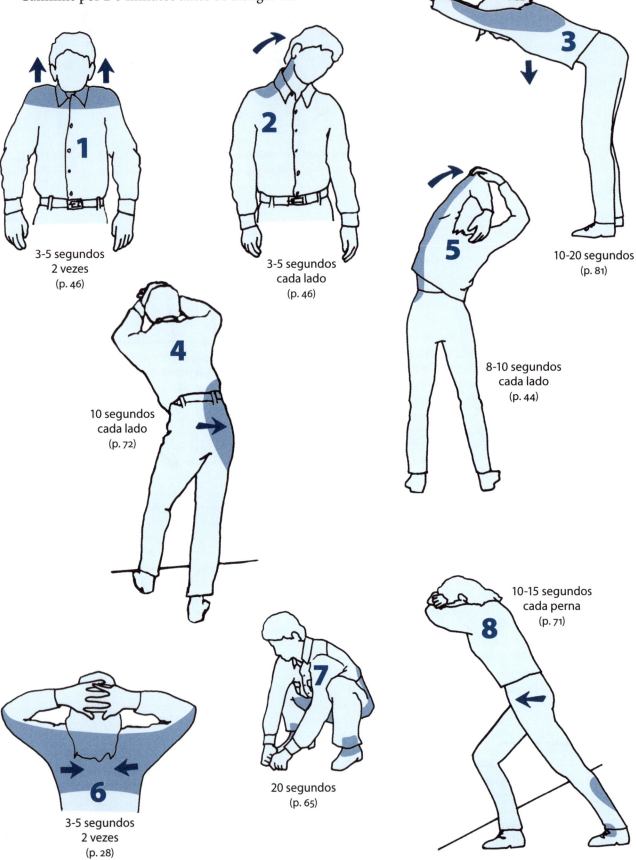

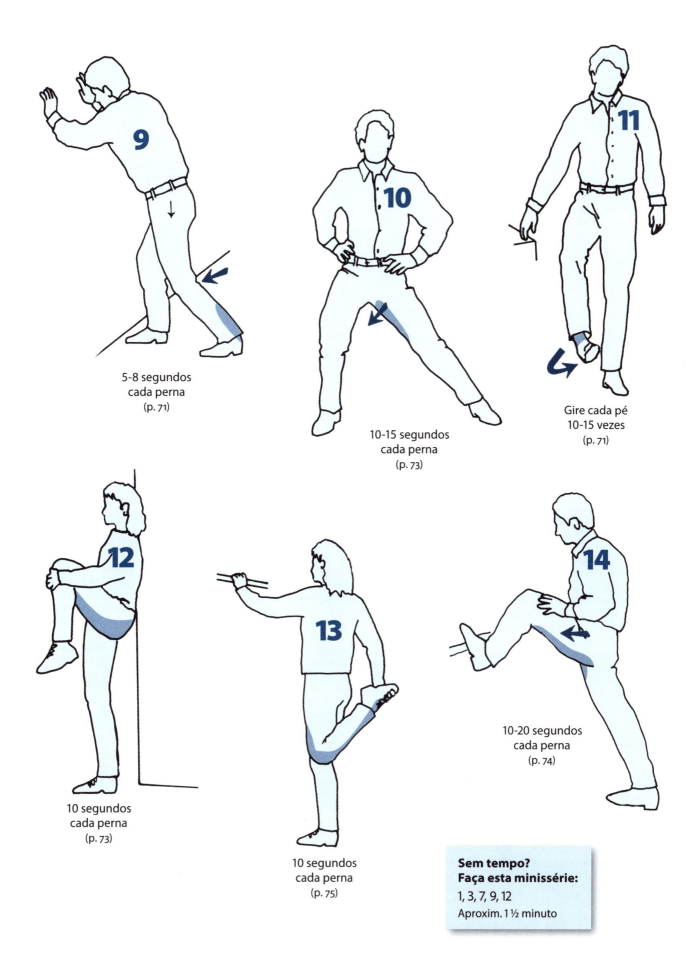

ANTES ESQUI CROSS-COUNTRY
APROXIMADAMENTE 3 MINUTOS

Faça um aquecimento caminhando alguns minutos e balançando amplamente os braços antes de alongar-se.

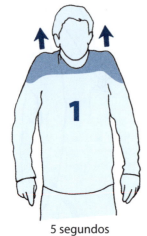

1
5 segundos
3 vezes
(p. 46)

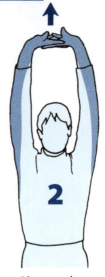

2
10 segundos
(p. 46)

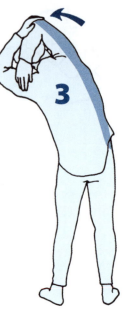

3
10 segundos cada lado
(p. 44)

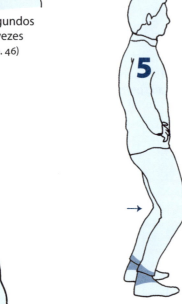

4
10 segundos cada lado
(p. 81)

5
20-30 segundos
(p. 55)

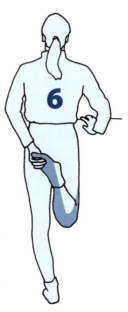

6
10-15 segundos cada perna
(p. 75)

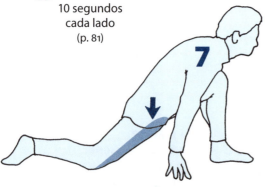

7
10-15 segundos cada perna
(p. 51)

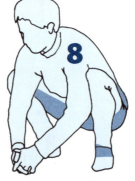

8
15-20 segundos
(p. 65)

Sem tempo?
Faça esta minissérie:
3, 4, 7, 8
Aproxim. 1 ½ minuto

168 Séries de alongamentos

Stretching © 2020 by Bob and Jean Anderson. Shelter Publications, Inc.

DEPOIS ESQUI CROSS-COUNTRY
APROXIMADAMENTE 4 MINUTOS

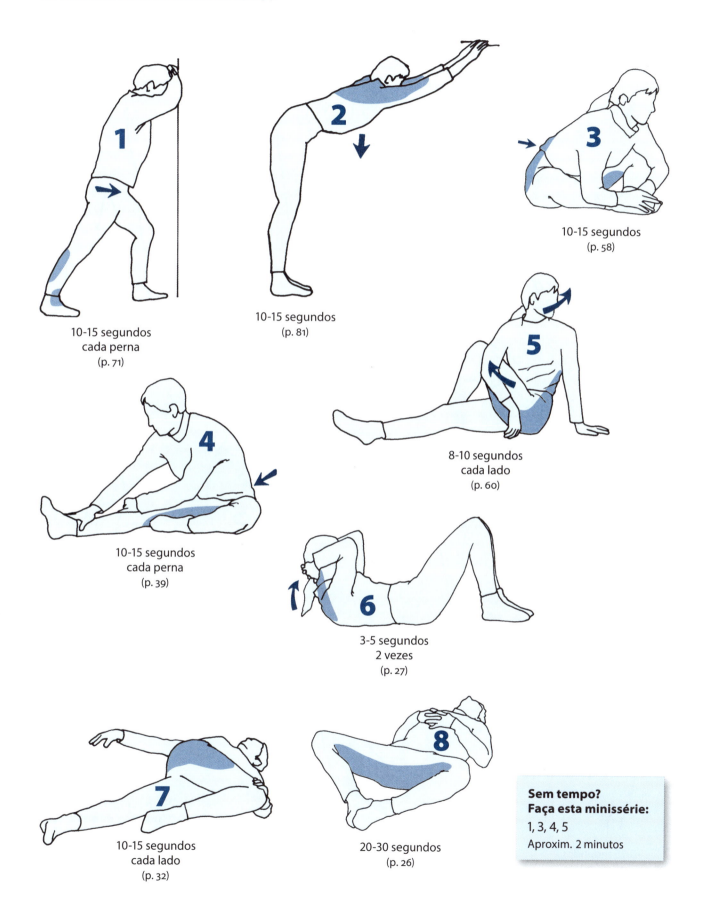

Séries de alongamentos

ANTES ESQUI DOWNHILL
APROXIMADAMENTE 3 MINUTOS

Caminhe por 2-3 minutos.

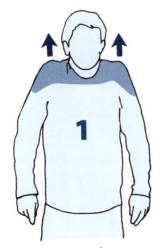

5 segundos
2 vezes
(p. 46)

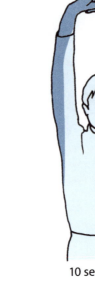

10 segundos
(p. 46)

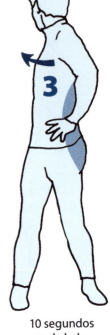

10 segundos
cada lado
(p. 81)

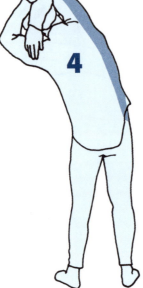

8-10 segundos
cada lado
(p. 44)

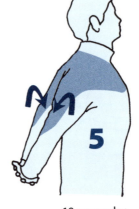

10 segundos
(p. 47)

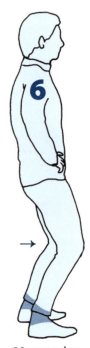

30 segundos
(p. 55)

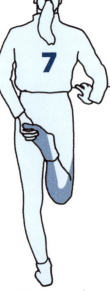

10-15 segundos
cada perna
(p. 75)

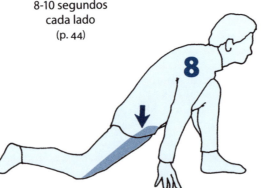

15 segundos
cada perna
(p. 51)

**Sem tempo?
Faça esta minissérie:**
2, 3, 6, 8
Aprox. 1 ½ minuto

170 Séries de alongamentos

Stretching © 2020 by Bob and Jean Anderson. Shelter Publications, Inc.

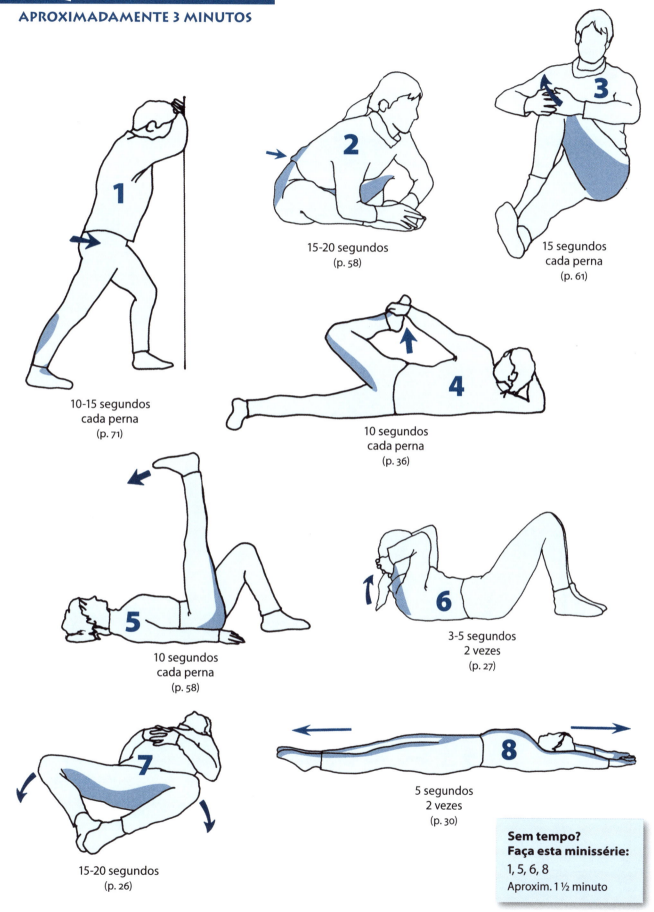

EXERCÍCIO AERÓBICO
APROXIMADAMENTE 6 MINUTOS

Faça um leve aquecimento de 2-3 minutos antes de alongar-se.

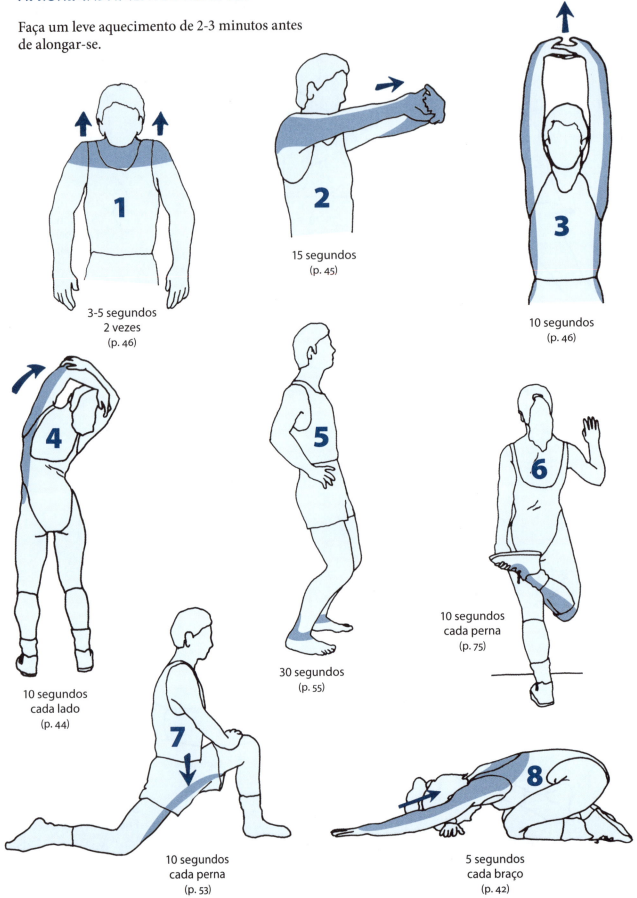

1. 3-5 segundos 2 vezes (p. 46)
2. 15 segundos (p. 45)
3. 10 segundos (p. 46)
4. 10 segundos cada lado (p. 44)
5. 30 segundos (p. 55)
6. 10 segundos cada perna (p. 75)
7. 10 segundos cada perna (p. 53)
8. 5 segundos cada braço (p. 42)

172 Séries de alongamentos

Stretching © 2020 by Bob and Jean Anderson. Shelter Publications, Inc.

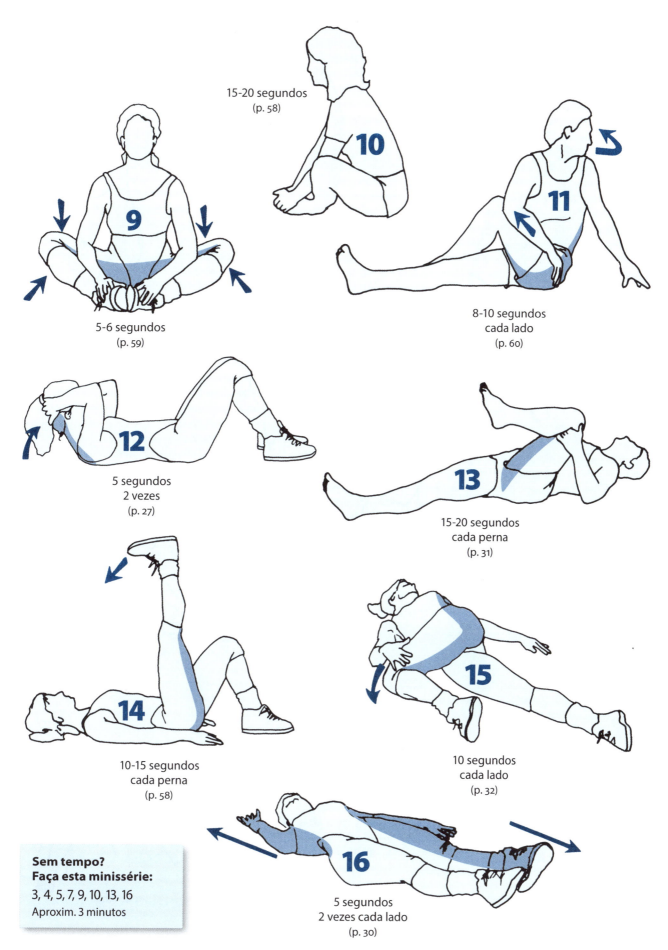

ANTES FUTEBOL
APROXIMADAMENTE 3 MINUTOS

Faça *cooper* em volta do campo antes de alongar-se.

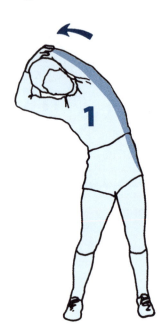

8-10 segundos
cada lado
(p. 44)

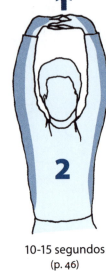

10-15 segundos
(p. 46)

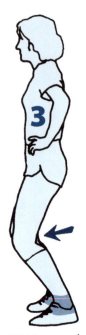

20-30 segundos
(p. 55)

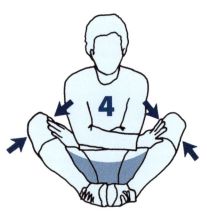

5-8 segundos
(p. 59)

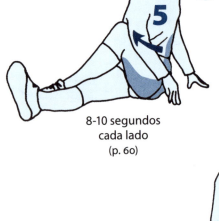

8-10 segundos
cada lado
(p. 60)

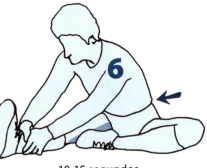

10-15 segundos
cada perna
(p. 39)

10-15 segundos
(p. 65)

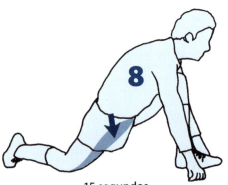

15 segundos
cada perna
(p. 52)

Sem tempo?
Após um leve aquecimento de 2-3 minutos, faça esta minissérie:
1, 2, 3, 4, 8
Aproxim. 2 minutos

174 Séries de alongamentos

Stretching © 2020 by Bob and Jean Anderson. Shelter Publications, Inc.

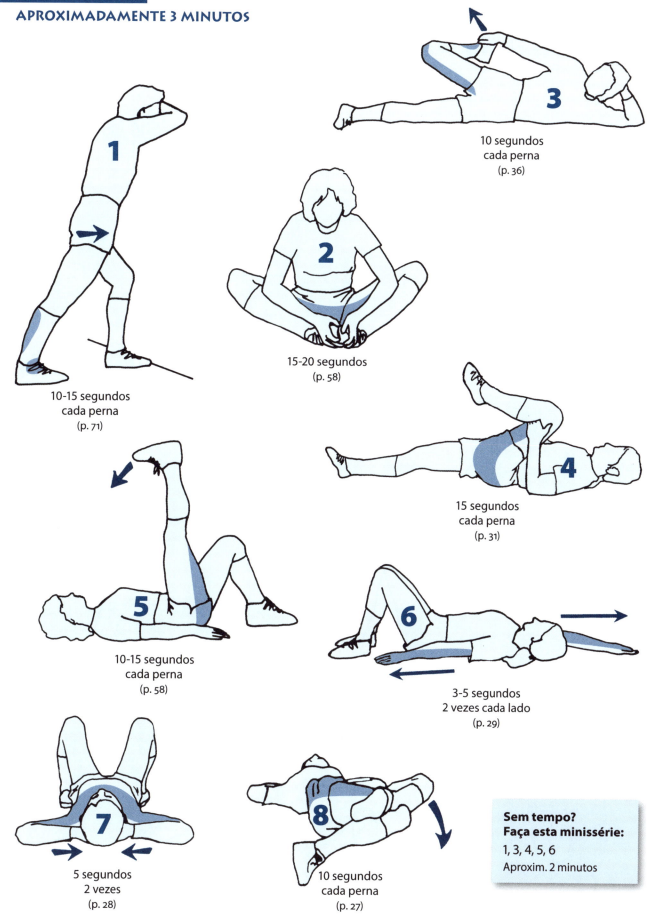

FUTEBOL AMERICANO
APROXIMADAMENTE 6 MINUTOS

Faça *cooper* em volta do campo antes de alongar-se.

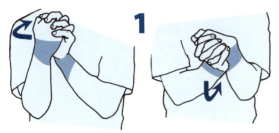

1. Gire 10-15 vezes em cada direção (p. 88)

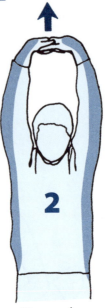

2. 10 segundos 2 vezes (p. 46)

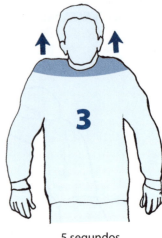

3. 5 segundos 2 vezes (p. 46)

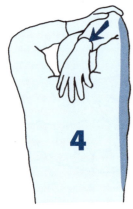

4. 10-15 segundos cada braço (p. 44)

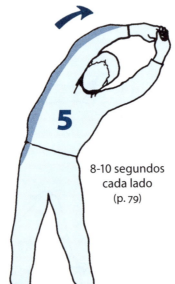

5. 8-10 segundos cada lado (p. 79)

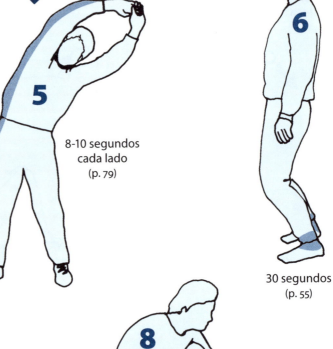

6. 30 segundos (p. 55)

7. 10-15 segundos (p. 54)

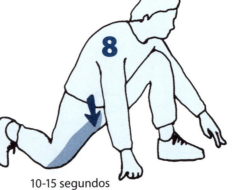

8. 10-15 segundos cada perna (p. 51)

176 Séries de alongamentos

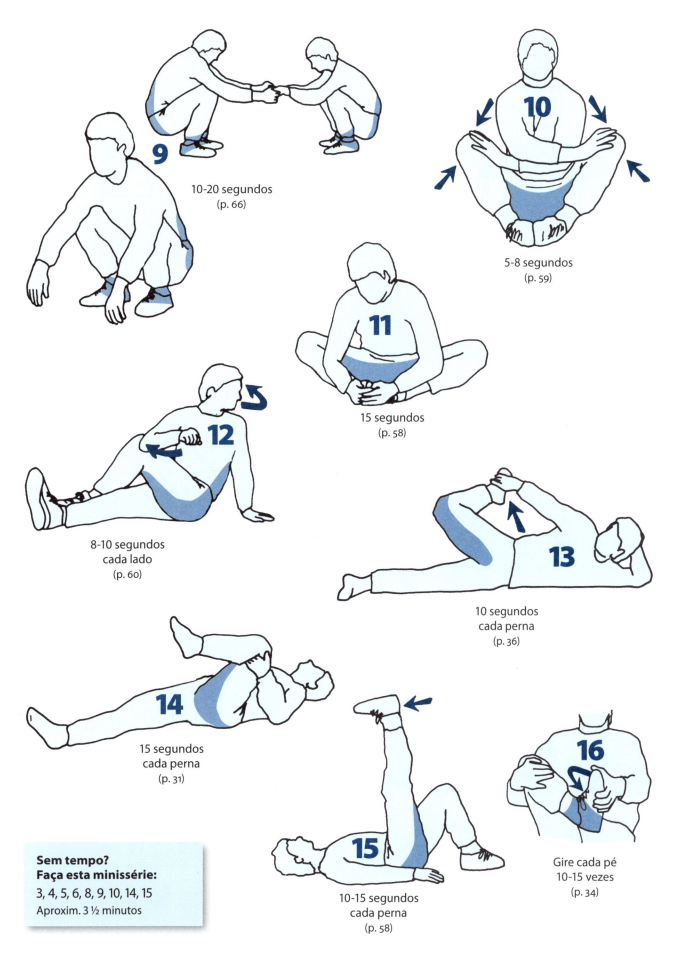

GINÁSTICA
APROXIMADAMENTE 8 MINUTOS

Aqueça-se por 4-5 minutos caminhando ou fazendo *cooper* antes de alongar-se.

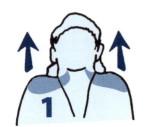

5 segundos
3 vezes
(p. 46)

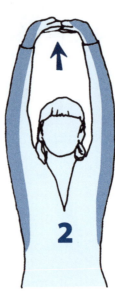

15 segundos
(p. 46)

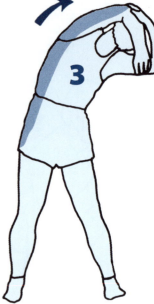

10-12 segundos
cada lado
(p. 44)

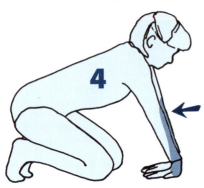

10-15 segundos
2 vezes
(p. 42)

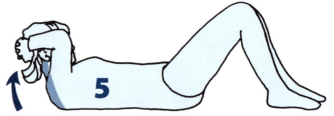

3-5 segundos
2 vezes
(p. 27)

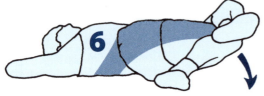

10-20 segundos
cada lado
(p. 27)

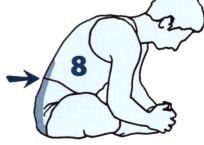

30 segundos
(p. 65)

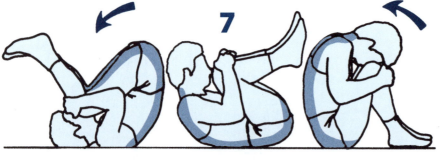

Role suavemente
6-12 vezes
(p. 63)

178 Séries de alongamentos

Stretching © 2020 by Bob and Jean Anderson. Shelter Publications, Inc.

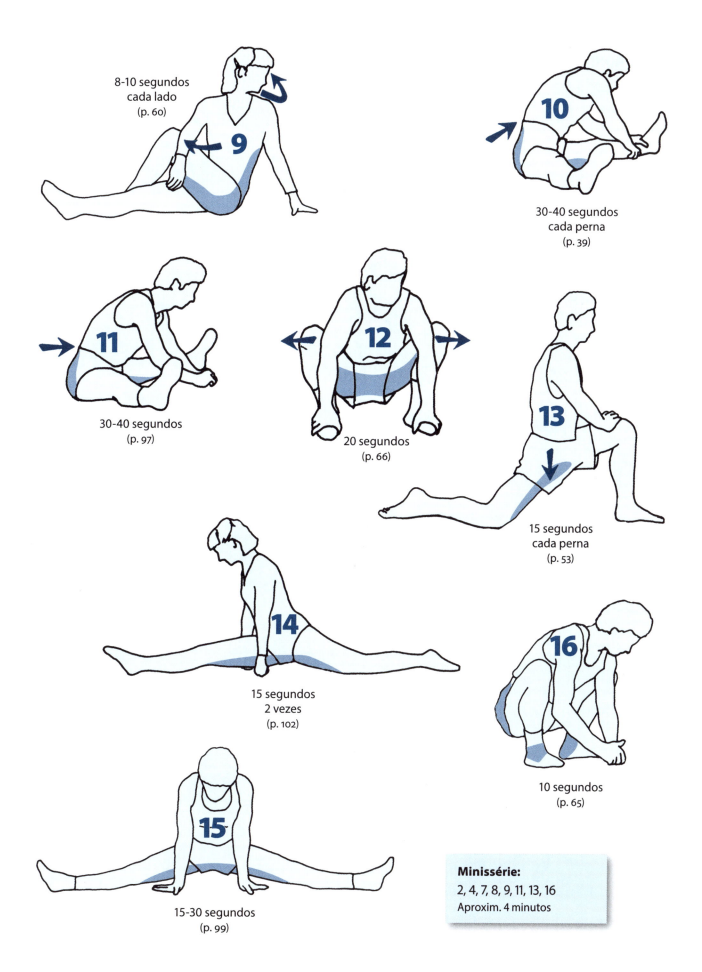

Séries de alongamentos 179

GOLFE

APROXIMADAMENTE 6 MINUTOS

Caminhe por alguns minutos antes de alongar-se.

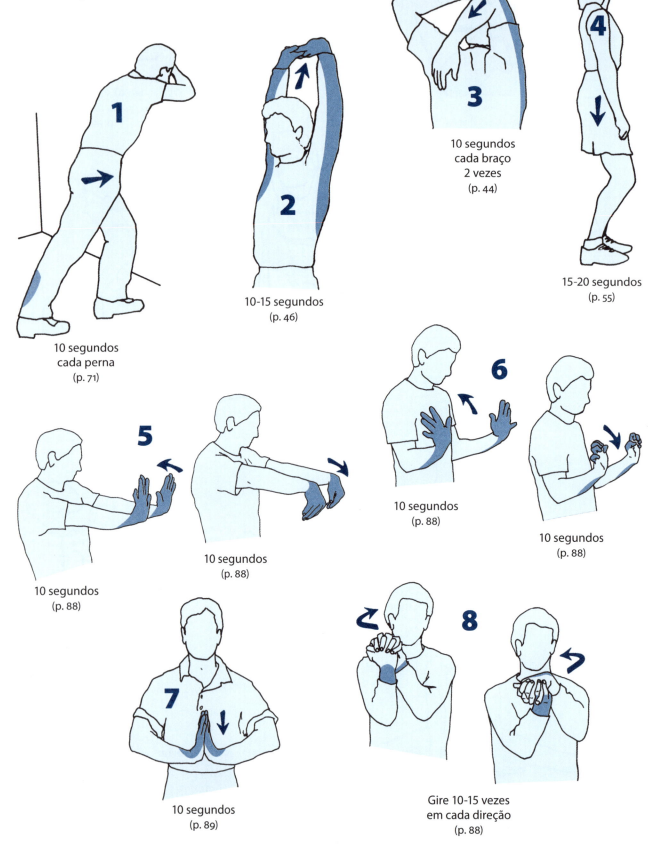

180   Séries de alongamentos

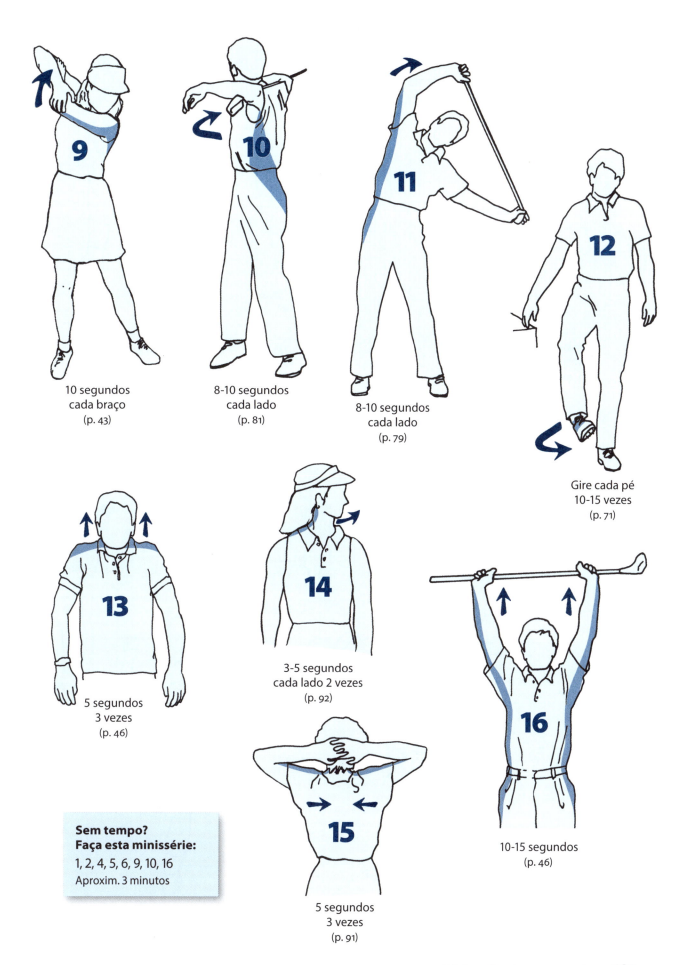

HALTEROFILISMO
APROXIMADAMENTE 7 MINUTOS

Aqueça-se usando uma bicicleta ergométrica ou esteira por 3-5 minutos antes de alongar-se.

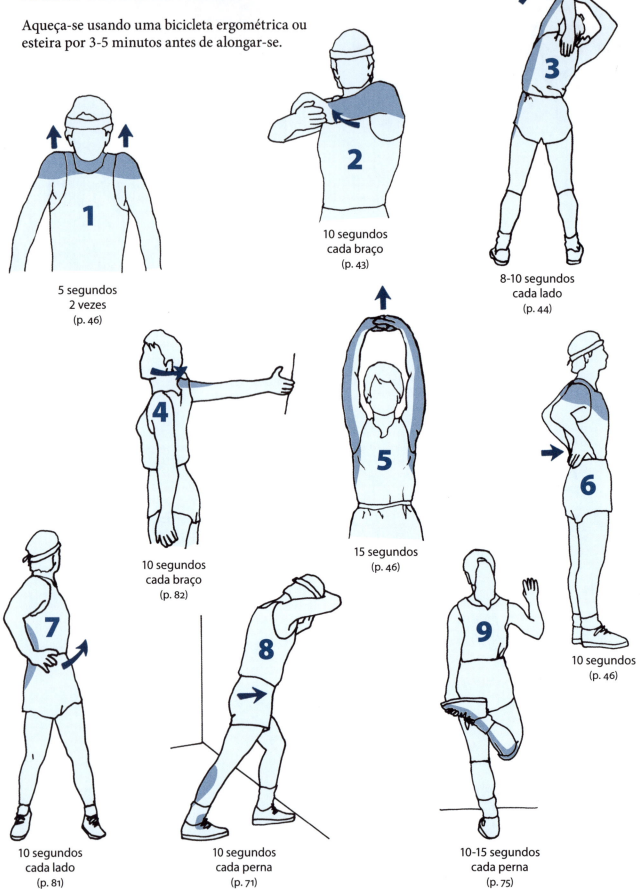

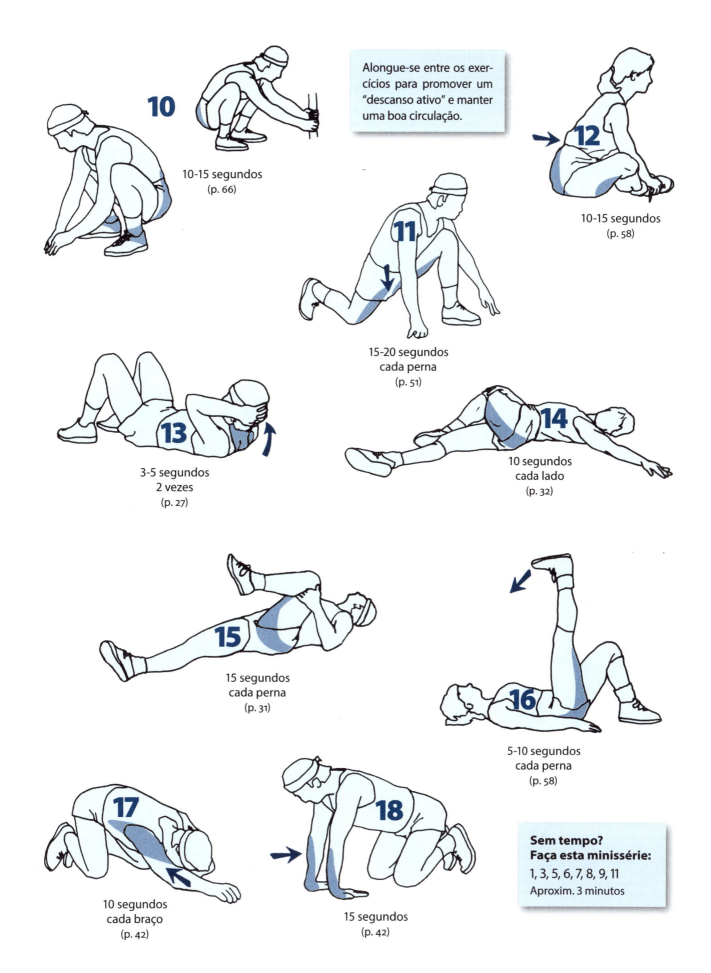

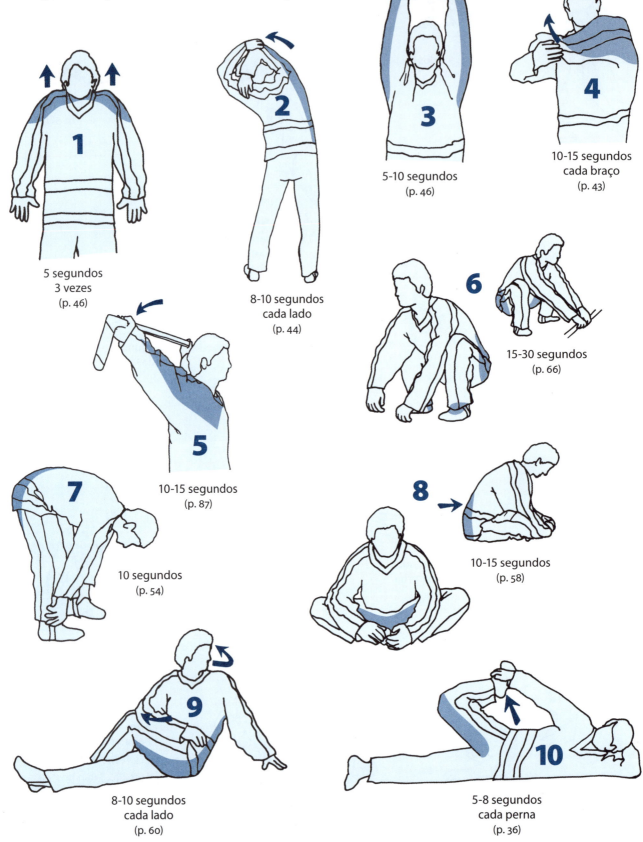

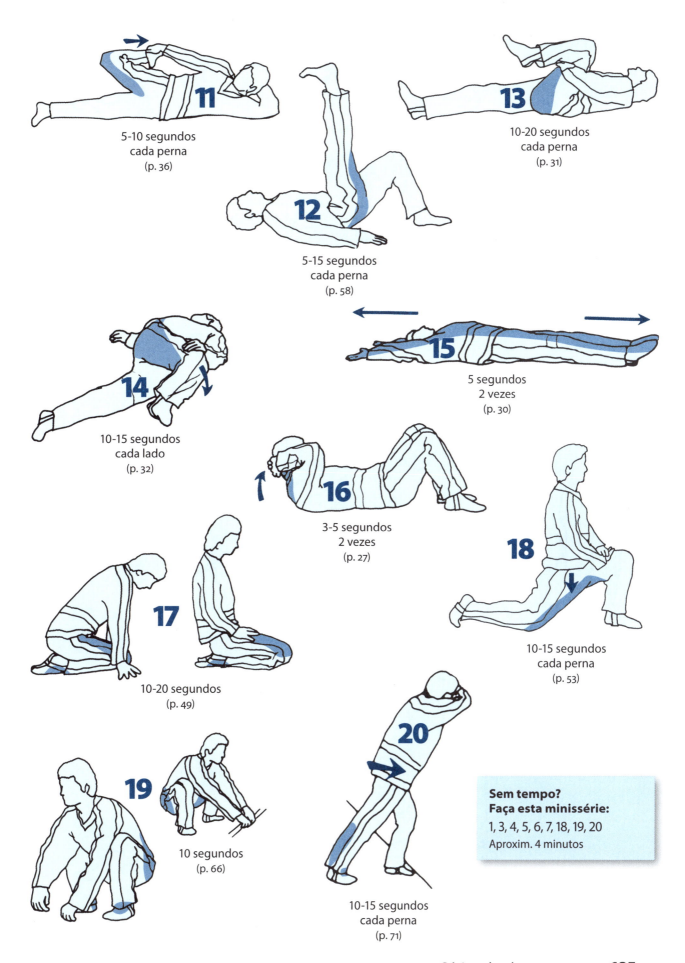

LUTA LIVRE
APROXIMADAMENTE 6 MINUTOS

Faça *cooper* por 2-3 minutos antes de alongar-se.

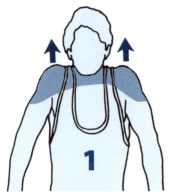

1

5 segundos
3 vezes
(p. 46)

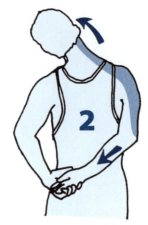

2

10 segundos
cada braço
(p. 47)

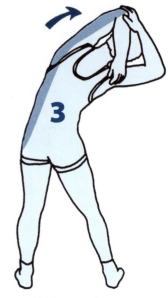

3

8-10 segundos
cada lado
(p. 44)

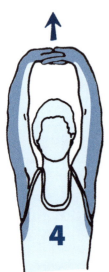

4

15 segundos
(p. 46)

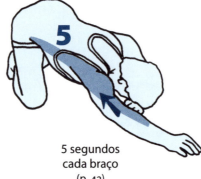

5

5 segundos
cada braço
(p. 42)

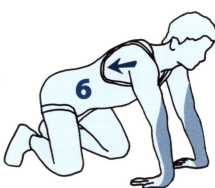

6

20 segundos
(p. 42)

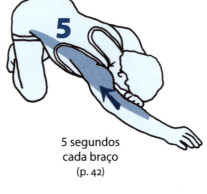

7

15-20 segundos
(p. 49)

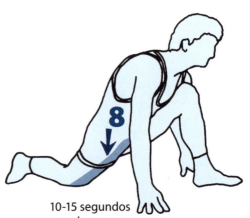

8

10-15 segundos
cada perna
(p. 51)

186 Séries de alongamentos

Stretching © 2020 by Bob and Jean Anderson. Shelter Publications, Inc.

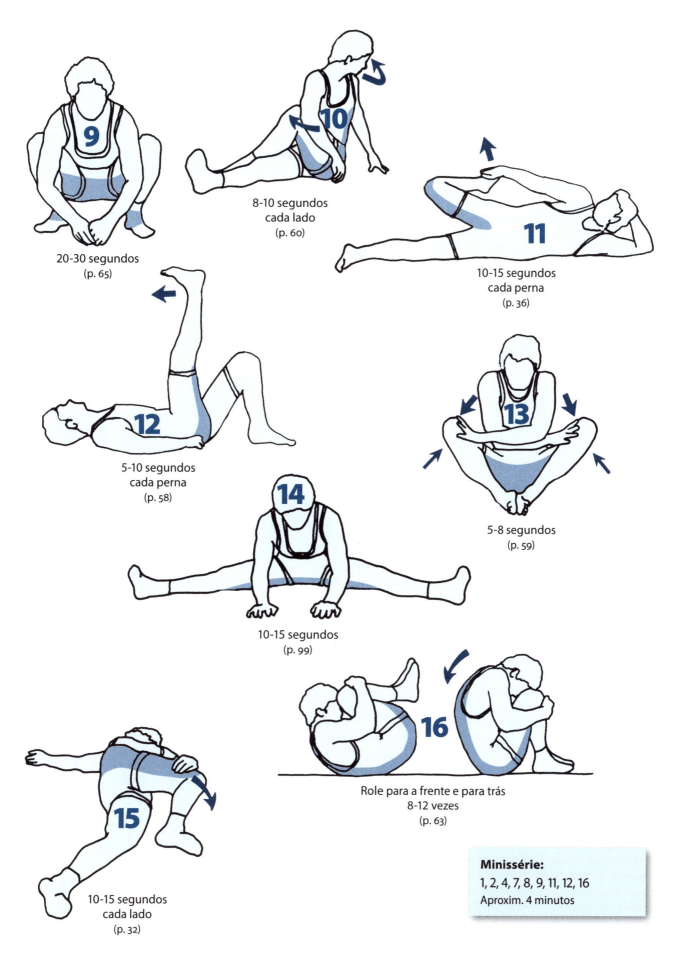

Séries de alongamentos 187

MOTOCROSS
APROXIMADAMENTE 6 MINUTOS

Caminhe por alguns minutos antes de alongar-se.

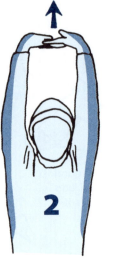

15 segundos
(p. 46)

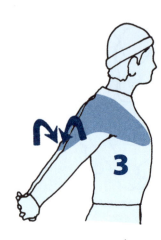

10 segundos
(p. 47)

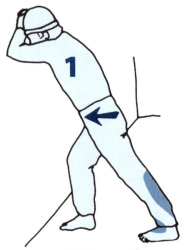

10-15 segundos
cada perna
(p. 71)

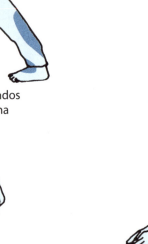

10 segundos
(p. 49)

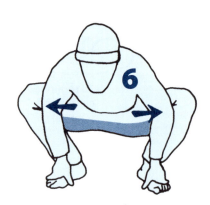

10 segundos
(p. 66)

8-10 segundos
cada lado
(p. 44)

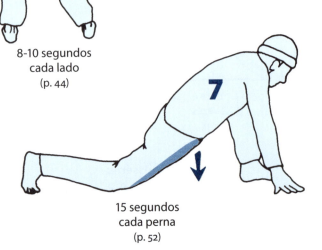

15 segundos
cada perna
(p. 52)

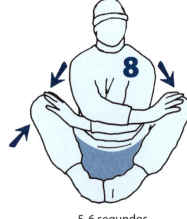

5-6 segundos
(p. 59)

188 Séries de alongamentos

Stretching © 2020 by Bob and Jean Anderson. Shelter Publications, Inc.

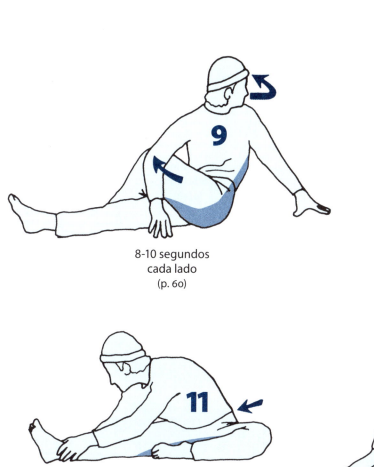

8-10 segundos
cada lado
(p. 60)

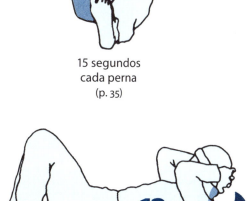

15 segundos
cada perna
(p. 35)

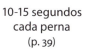

10-15 segundos
cada perna
(p. 39)

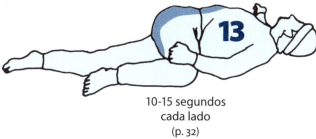

3-5 segundos
2 vezes
(p. 27)

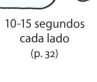

10-15 segundos
cada lado
(p. 32)

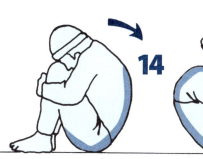

Role para a frente e para trás
8-10 vezes
(p. 63)

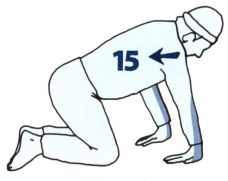

10-15 segundos
(p. 42)

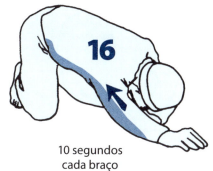

10 segundos
cada braço
(p. 42)

**Sem tempo?
Faça esta minissérie:**
1, 2, 3, 6, 7, 11, 15, 16
Aproxim. 3 minutos

MOUNTAIN BIKING
APROXIMADAMENTE 6 MINUTOS

Aqueça-se correndo ou caminhando por 3-5 minutos antes de alongar-se.

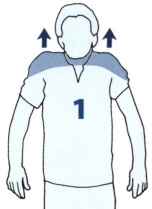

5 segundos
2 vezes
(p. 46)

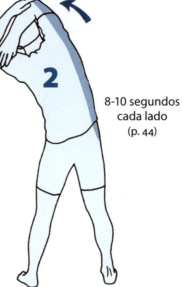

8-10 segundos cada lado
(p. 44)

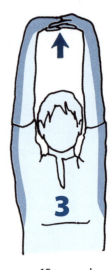

15 segundos
(p. 46)

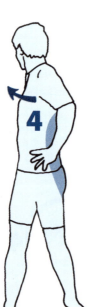

10 segundos cada lado
(p. 81)

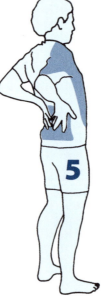

10-15 segundos
(p. 46)

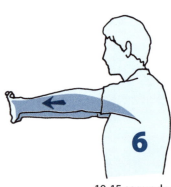

10-15 segundos
(p. 45)

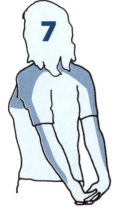

10-15 segundos
(p. 47)

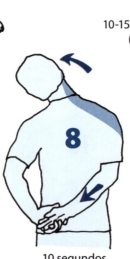

10 segundos cada braço
(p. 47)

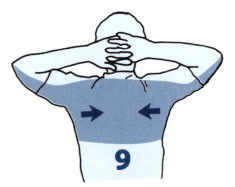

5 segundos
2 vezes
(p. 91)

190 Séries de alongamentos

Stretching © 2020 by Bob and Jean Anderson. Shelter Publications, Inc.

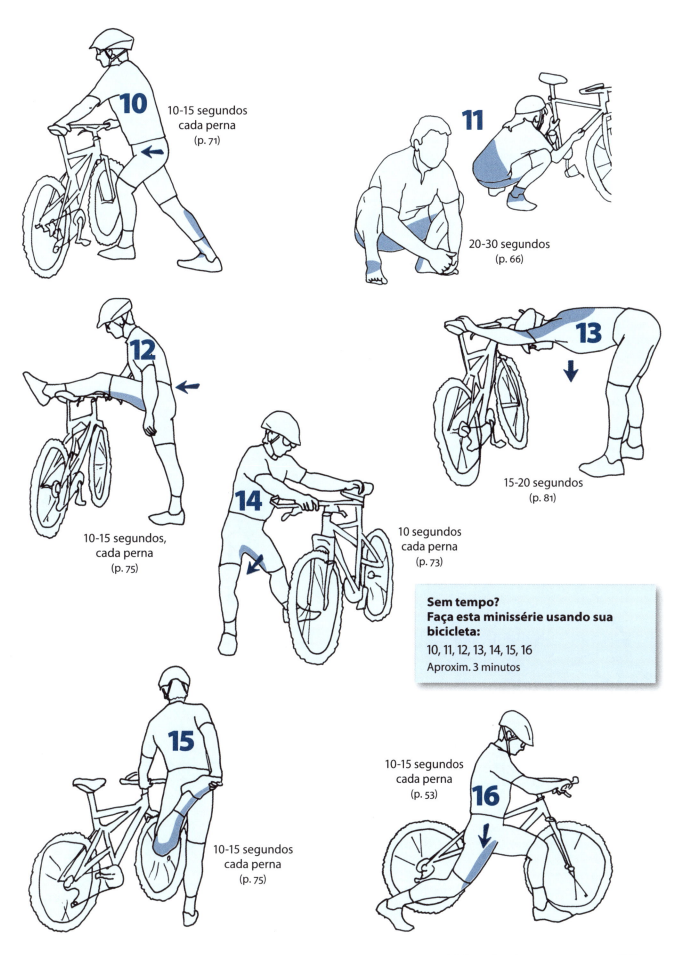

NATAÇÃO
APROXIMADAMENTE 5 MINUTOS

Caminhe balançando os braços amplamente por 2-3 minutos antes de alongar-se.

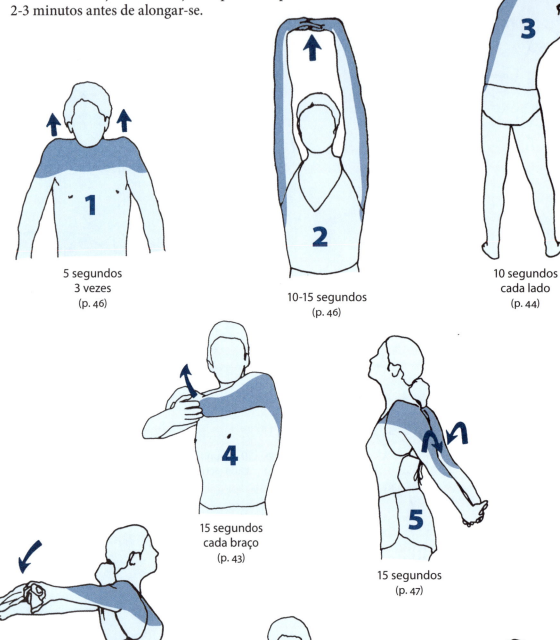

5 segundos
3 vezes
(p. 46)

10-15 segundos
(p. 46)

10 segundos
cada lado
(p. 44)

15 segundos
cada braço
(p. 43)

15 segundos
(p. 47)

10 segundos
(p. 87)

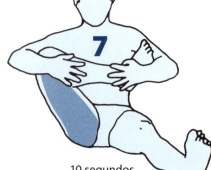

10 segundos
cada perna
(p. 35)

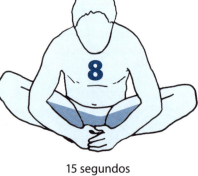

15 segundos
(p. 58)

192 Séries de alongamentos

Stretching © 2020 by Bob and Jean Anderson. Shelter Publications, Inc.

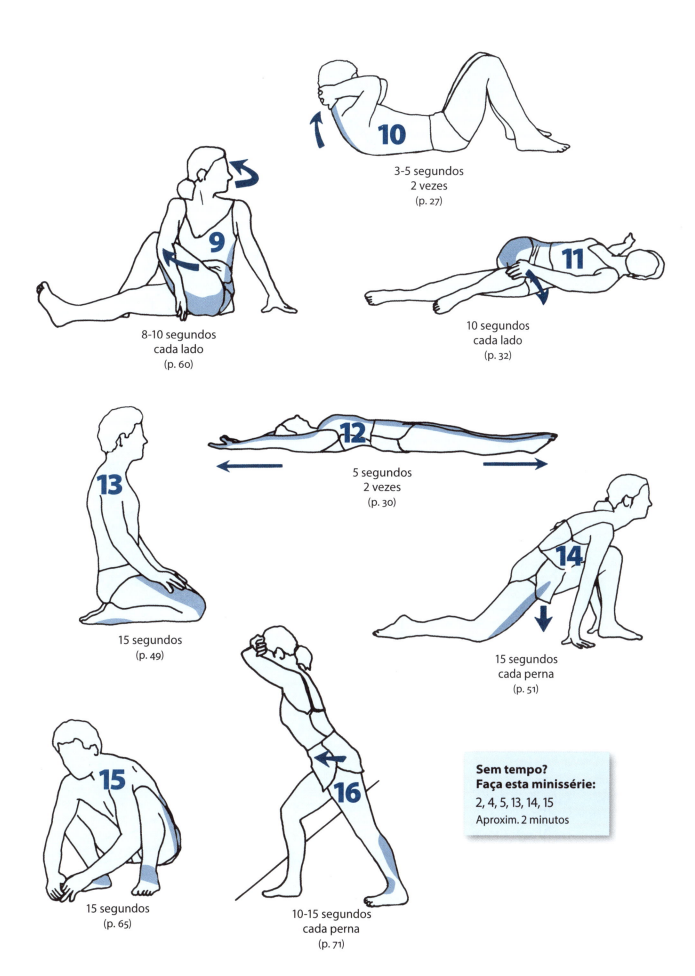

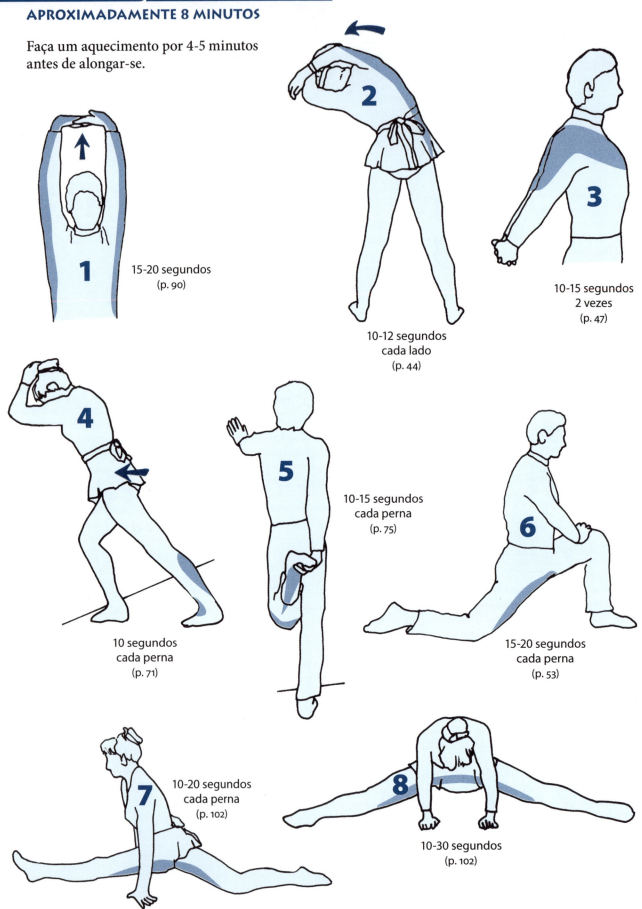

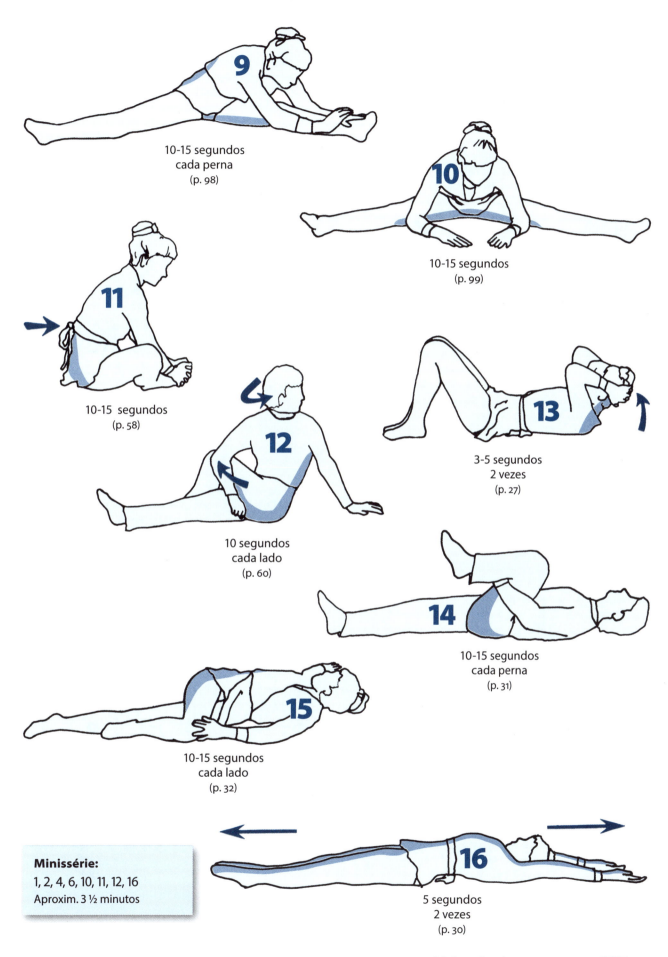

Séries de alongamentos 195

PATINS INLINE
APROXIMADAMENTE 6 MINUTOS

Caminhe por alguns minutos antes de alongar-se.

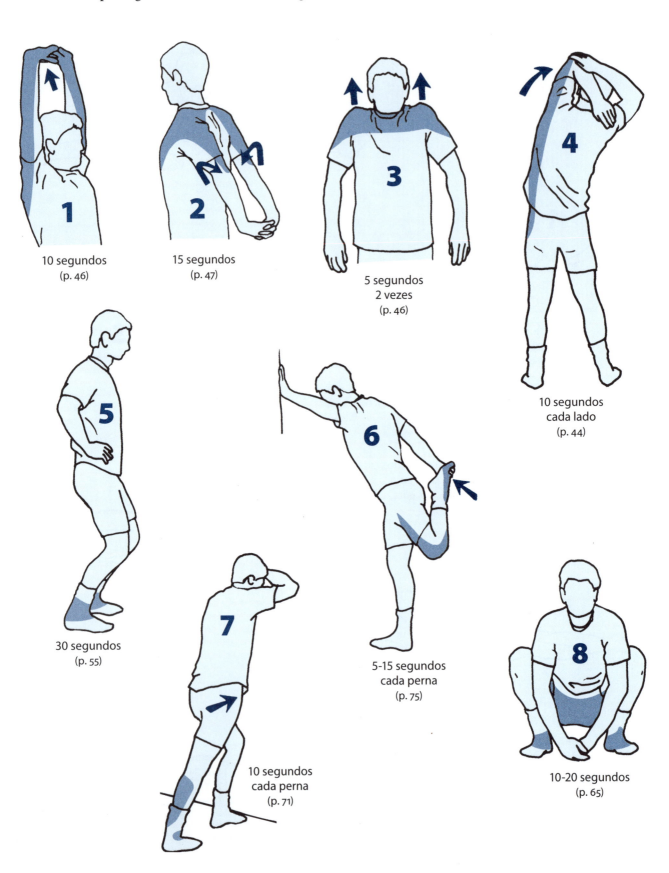

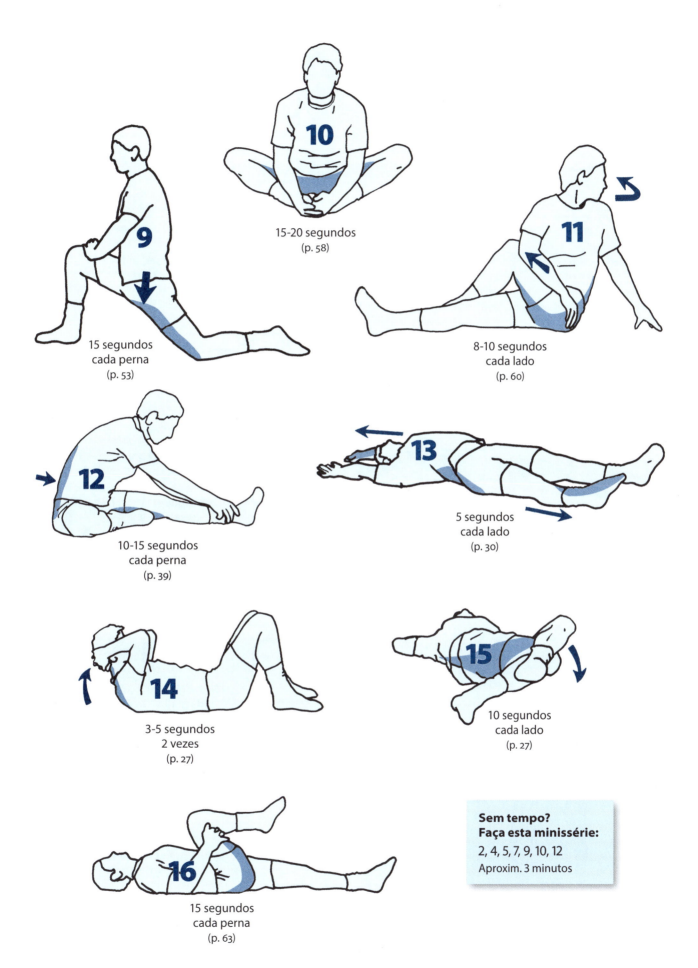

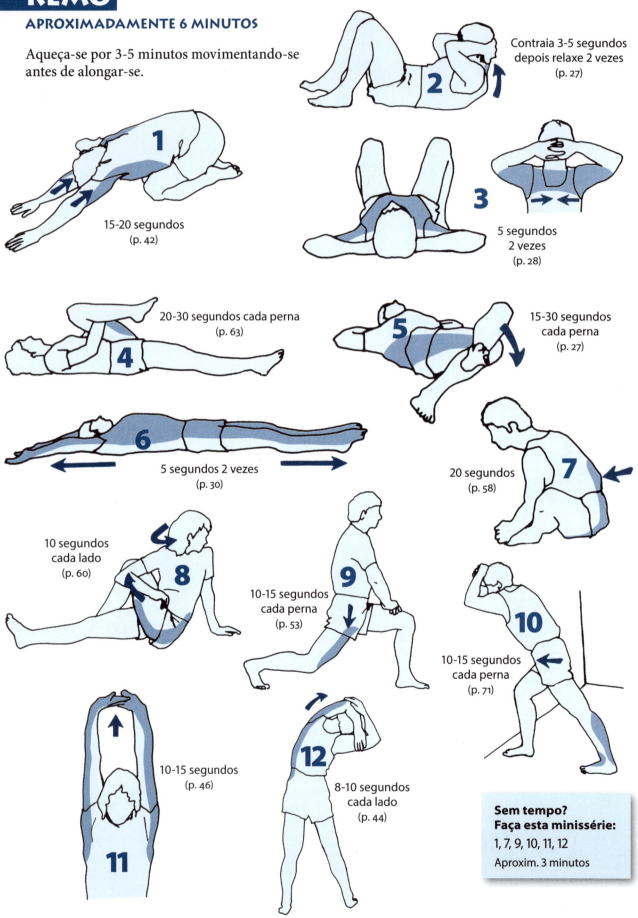

RODEIO
APROXIMADAMENTE 5 MINUTOS

Caminhe por alguns minutos antes de alongar-se.

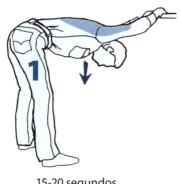

15-20 segundos
(p. 81)

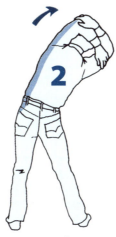

8-10 segundos cada lado
(p. 44)

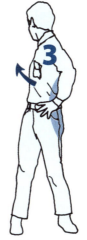

10 segundos cada lado
(p. 81)

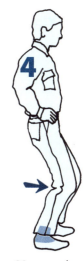

20 segundos
(p. 55)

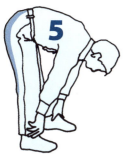

15 segundos
(p. 54)

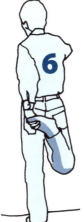

10 segundos cada perna
(p. 75)

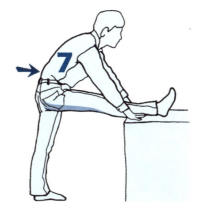

10 segundos cada perna
(p. 75)

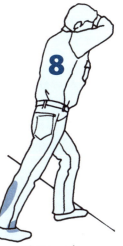

10 segundos cada perna
(p. 71)

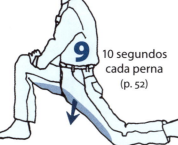

10 segundos cada perna
(p. 52)

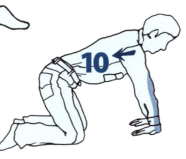

15 segundos
(p. 42)

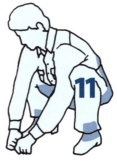

20 segundos
(p. 65)

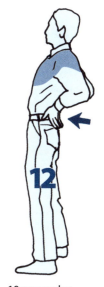

10 segundos
(p. 46)

Sem tempo?
Faça esta minissérie:
1, 2, 6, 8, 9, 12
Aproxim. 3 minutos

Stretching © 2020 by Bob and Jean Anderson. Shelter Publications, Inc.

Séries de alongamentos

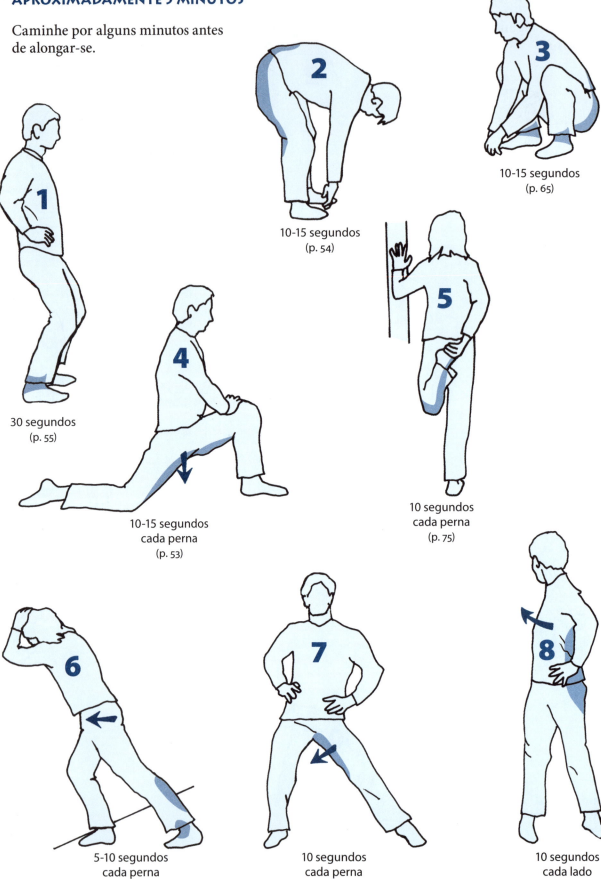

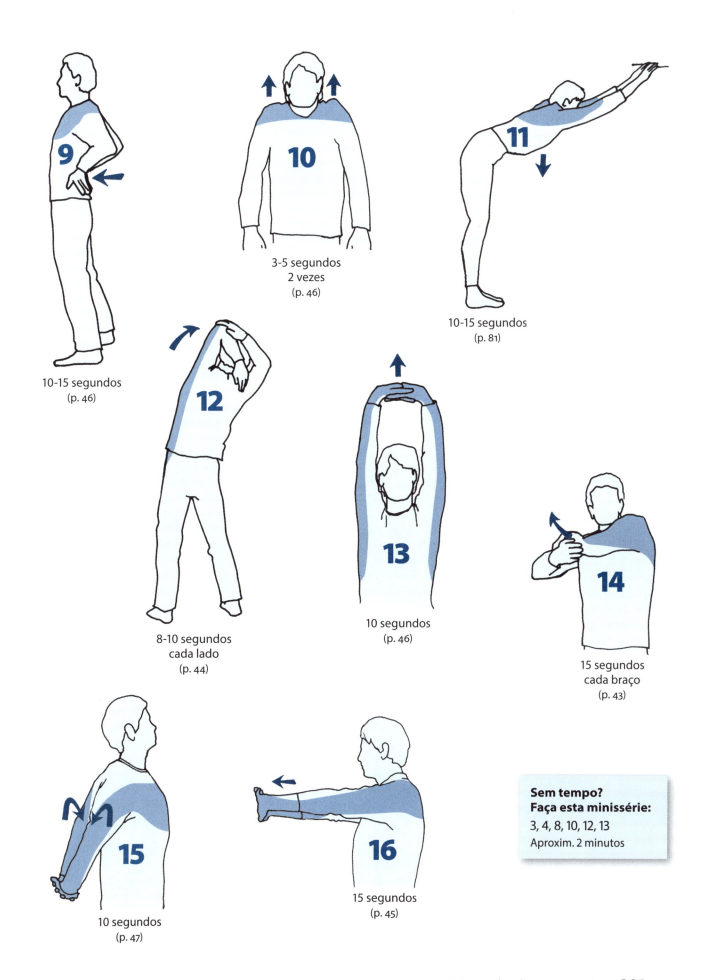

Séries de alongamentos **201**

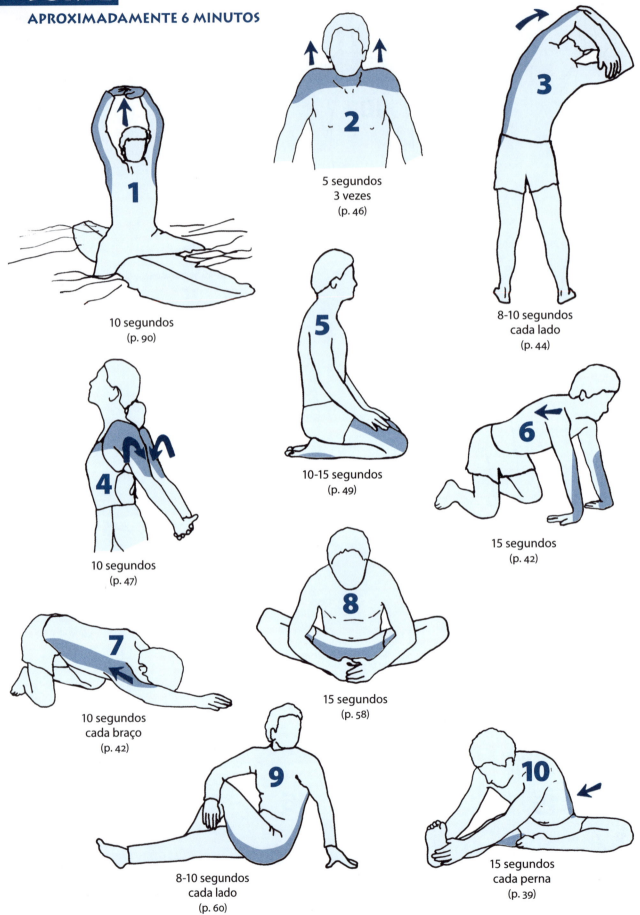

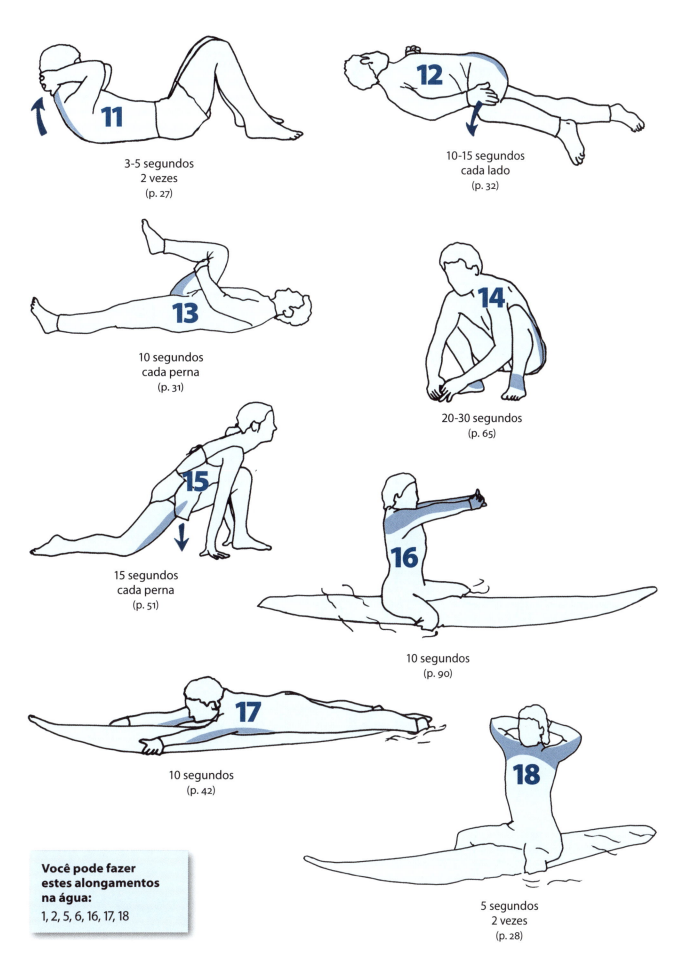

TÊNIS

APROXIMADAMENTE 5 MINUTOS

Caminhe ou faça *cooper* por alguns minutos antes de alongar-se.

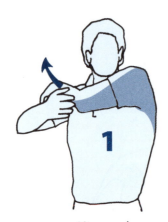

10 segundos
cada braço
(p. 43)

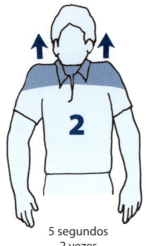

5 segundos
2 vezes
(p. 46)

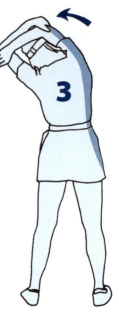

8-10 segundos
cada lado
(p. 44)

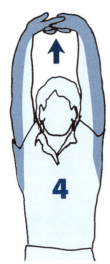

8-10 segundos
(p. 46)

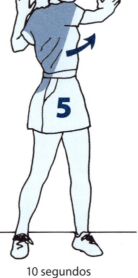

10 segundos
cada lado
(p. 80)

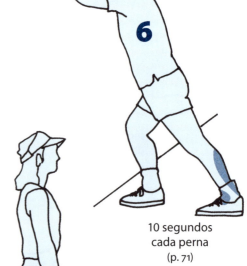

10 segundos
cada perna
(p. 71)

10 segundos
cada perna
(p. 75)

15-20 segundos
(p. 55)

204   Séries de alongamentos

Stretching © 2020 by Bob and Jean Anderson. Shelter Publications, Inc.

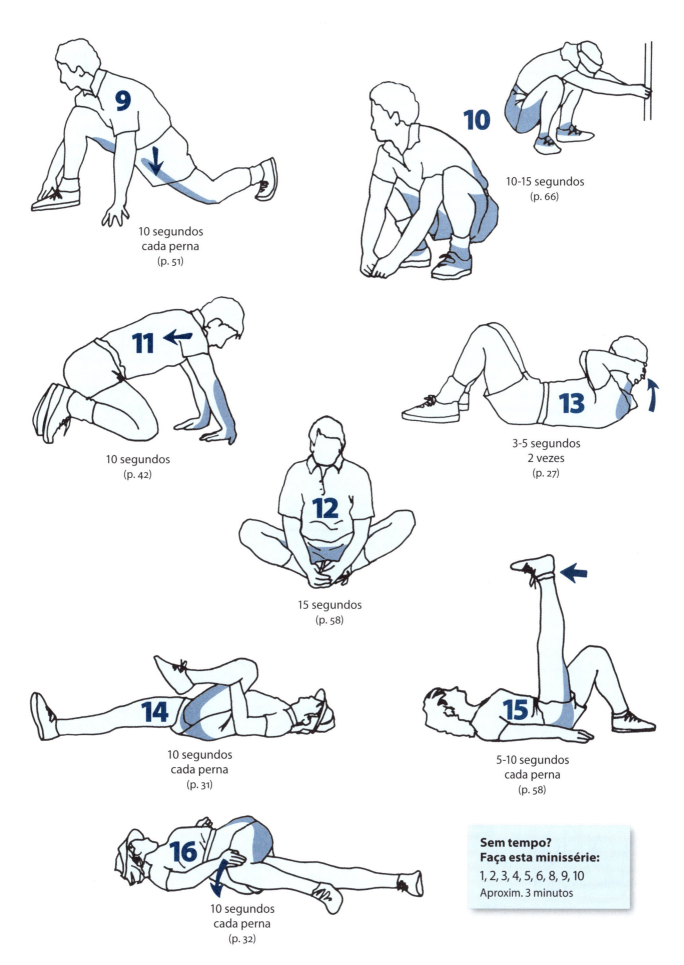

Séries de alongamentos

TÊNIS DE MESA
APROXIMADAMENTE 5 MINUTOS

Caminhe por alguns minutos antes de alongar-se.

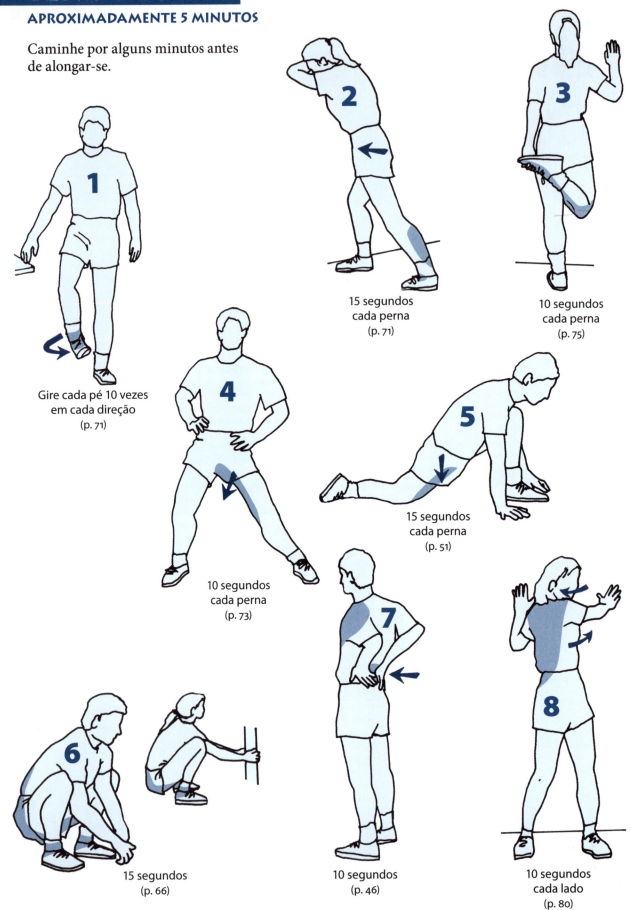

206 Séries de alongamentos

Stretching © 2020 by Bob and Jean Anderson. Shelter Publications, Inc.

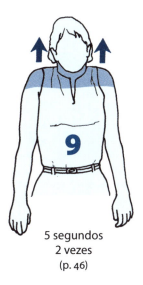

5 segundos
2 vezes
(p. 46)

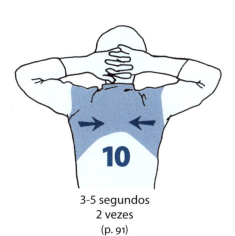

3-5 segundos
2 vezes
(p. 91)

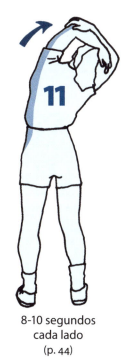

8-10 segundos
cada lado
(p. 44)

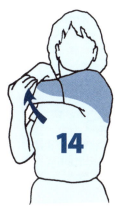

10 segundos
(p. 88)

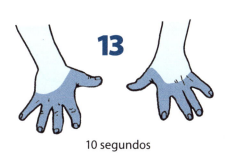

10 segundos
(p. 88)

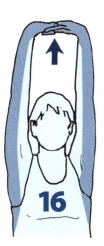

5-10 segundos
(p. 46)

10-15 segundos
cada braço
(p. 43)

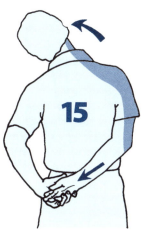

10 segundos
cada braço
(p. 47)

**Sem tempo?
Faça esta minissérie:**
2, 3, 5, 8, 10, 11, 15
Aproxim. 1 ½ minuto

Stretching © 2020 by Bob and Jean Anderson. Shelter Publications, Inc.

Séries de alongamentos **207**

TÊNIS DE PRAIA, HANDEBOL E SQUASH
APROXIMADAMENTE 7 MINUTOS

Aqueça-se por 2-4 minutos antes de alongar-se.

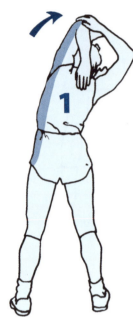
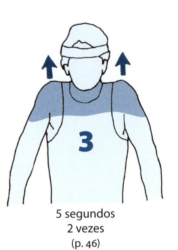
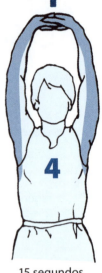

1. 8-10 segundos cada lado (p. 44)
2. 10 segundos cada braço (p. 47)
3. 5 segundos 2 vezes (p. 46)
4. 15 segundos (p. 46)

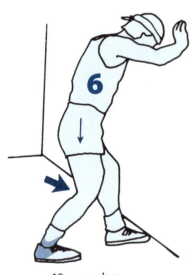
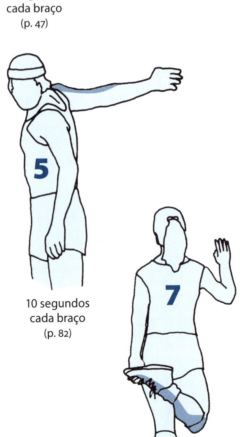
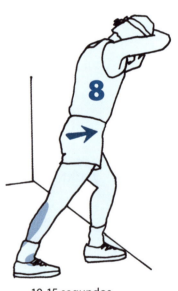

5. 10 segundos cada braço (p. 82)
6. 10 segundos cada perna (p. 71)
7. 10-15 segundos cada perna (p. 75)
8. 10-15 segundos cada perna (p. 71)

208 Séries de alongamentos

Stretching © 2020 by Bob and Jean Anderson. Shelter Publications, Inc.

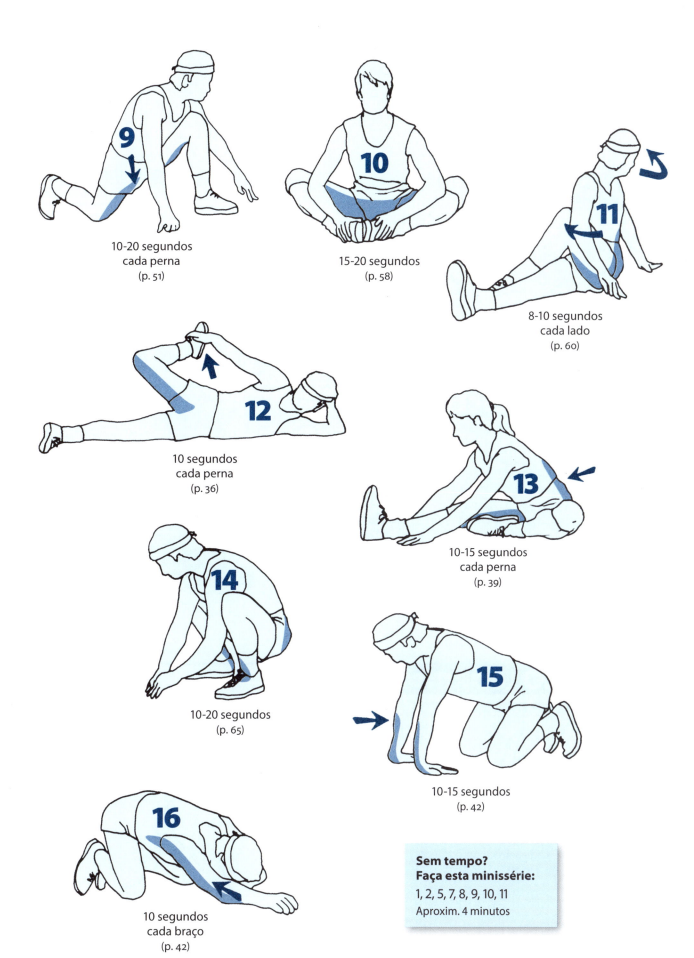

TRIATLO (NATAÇÃO)
APROXIMADAMENTE 2 ½ MINUTOS

Caminhe por alguns minutos antes de alongar-se.

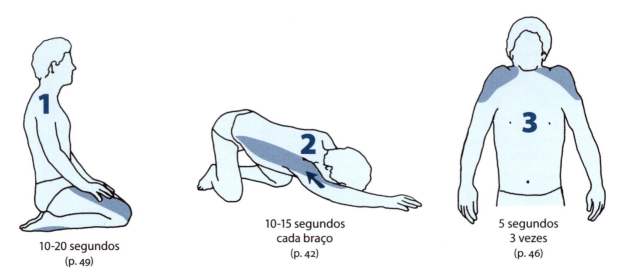

1. 10-20 segundos (p. 49)
2. 10-15 segundos cada braço (p. 42)
3. 5 segundos 3 vezes (p. 46)

ANTES E DEPOIS TRIATLO (CICLISMO)
APROXIMADAMENTE 2 MINUTOS

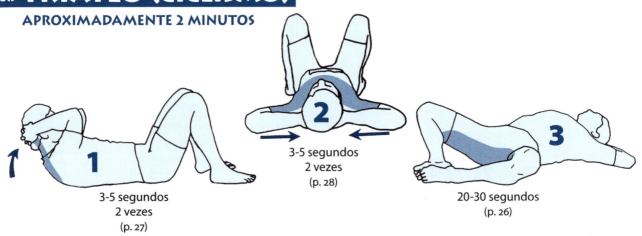

1. 3-5 segundos 2 vezes (p. 27)
2. 3-5 segundos 2 vezes (p. 28)
3. 20-30 segundos (p. 26)

ANTES E DEPOIS TRIATLO (CORRIDA)
APROXIMADAMENTE 2 MINUTOS

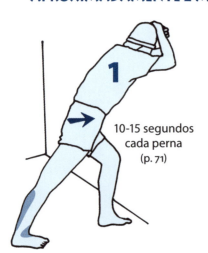
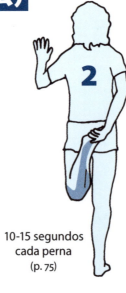
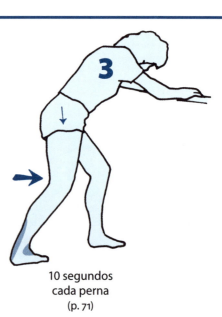

1. 10-15 segundos cada perna (p. 71)
2. 10-15 segundos cada perna (p. 75)
3. 10 segundos cada perna (p. 71)

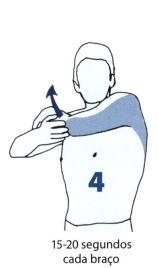
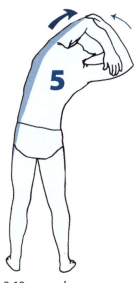

15-20 segundos
cada braço
(p. 43)

8-10 segundos
cada lado
(p. 44)

15-20 segundos
(p. 46)

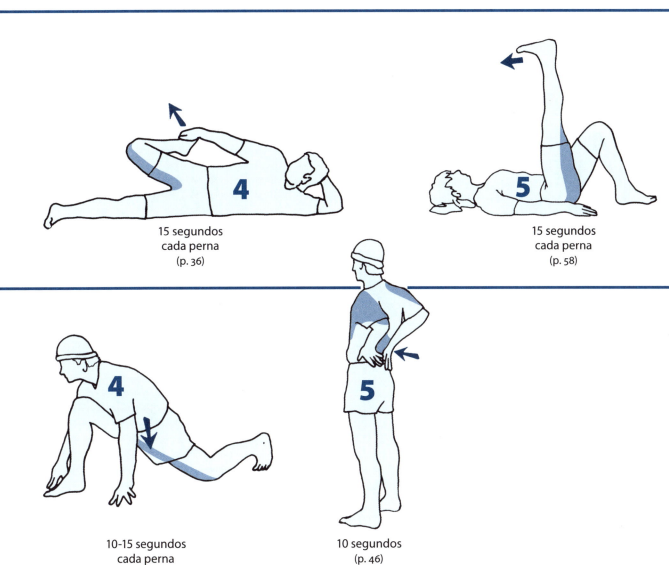

15 segundos
cada perna
(p. 36)

15 segundos
cada perna
(p. 58)

10-15 segundos
cada perna
(p. 51)

10 segundos
(p. 46)

Stretching © 2020 by Bob and Jean Anderson. Shelter Publications, Inc.

Séries de alongamentos **211**

VÔLEI

APROXIMADAMENTE 6 MINUTOS

Caminhe ou faça *cooper* por 2-3 minutos antes de alongar-se.

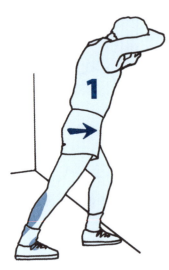

5-10 segundos
cada perna
(p. 71)

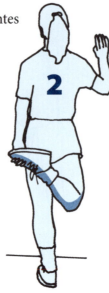

10 segundos
cada perna
(p. 75)

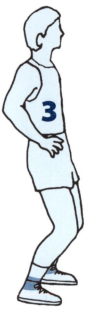

30 segundos
(p. 55)

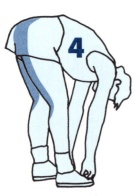

10-15 segundos
(p. 54)

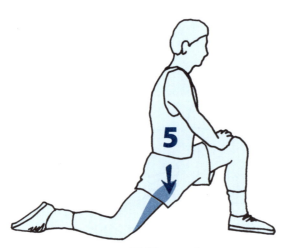

10-15 segundos
cada perna
(p. 53)

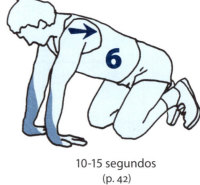

10-15 segundos
(p. 42)

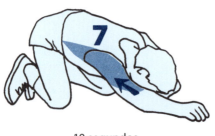

10 segundos
cada braço
(p. 42)

5-8 segundos
(p. 59)

212 Séries de alongamentos

Stretching © 2020 by Bob and Jean Anderson. Shelter Publications, Inc.

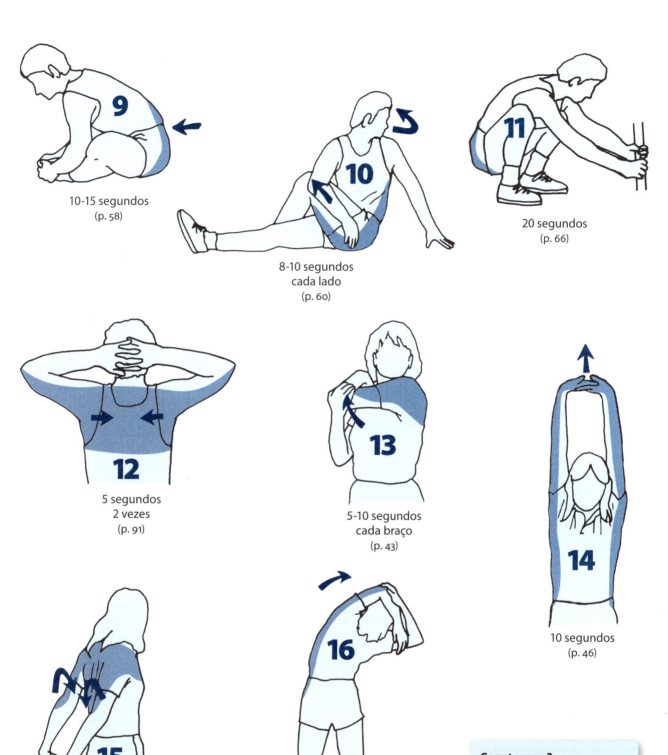

WINDSURFE
APROXIMADAMENTE 6 MINUTOS

Caminhe por alguns minutos antes de alongar-se.

1 — 10 segundos cada braço (p. 42)

2 — 15-20 segundos (p. 42)

3 — 20-30 segundos (p. 58)

4 — 8-10 segundos cada lado (p. 60)

5 — 10 segundos cada perna (p. 36)

6 — 10-15 segundos cada perna (p. 39)

7 — 3-5 segundos 2 vezes (p. 28)

8 — 3-5 segundos 2 vezes (p. 27)

214 Séries de alongamentos

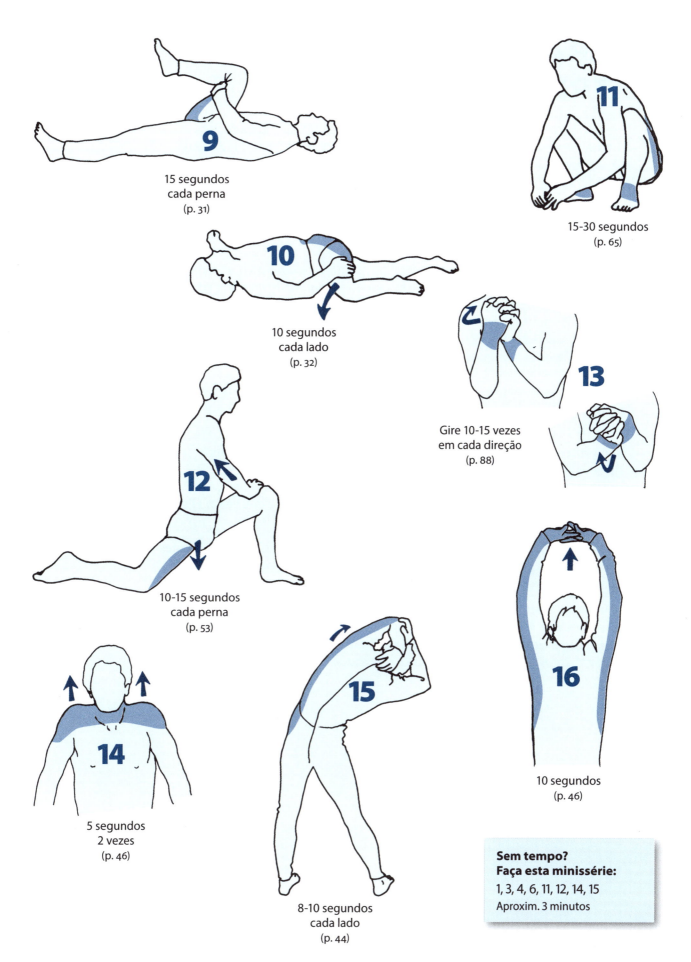

Para professores e treinadores

O treinamento de alunos atletas sempre enfatizou a disciplina, buscando constantemente novos limites e criando o máximo de força e capacidade. Como professores e treinadores, naturalmente vocês estão interessados no desempenho da equipe. Mas o seu principal objetivo é o de educar as pessoas sob sua supervisão.

A melhor maneira de ensinar a alongar é com o seu exemplo. Ao executar os alongamentos e apreciá-los, você transmitirá o seu entusiasmo, gerando a mesma atitude nos alunos.

Recentemente, os alongamentos têm recebido alguma atenção no que se refere à prevenção de lesões, mas mesmo nesses casos a flexibilidade máxima vem sendo bastante enfatizada. *Fazer alongamentos é algo totalmente individual.* Deixe seus alunos saberem que não se trata de uma competição. Não deve haver comparações entre os alunos porque cada um é diferente dos demais. A ênfase deve estar na sensação do alongamento, não até onde se consegue chegar. Dar muita atenção à flexibilidade logo de início apenas levará ao excesso nos alongamentos, a atitudes negativas e a possíveis lesões. Ao perceber que alguém é rígido ou inflexível, não lhe dê tratamento especial; indique-lhe os alongamentos adequados longe do grupo.

Como professor/treinador/guia, ressalte que os alongamentos devem ser realizados com cuidado e bom-senso. Não há necessidade de estabelecer padrões ou forçar limites. Não pratique demais nem force os alunos a se esforçar em excesso. Logo eles descobrirão o que é bom para eles e vão melhorar naturalmente – e gostar da atividade.

É importante que os alunos compreendam que somos todos únicos, com limites e potencial próprios. Tudo que eles podem fazer é dar o melhor de si, nada mais.

O maior presente que se pode oferecer aos alunos é prepará-los para o futuro. Ensine-lhes o valor de praticar exercícios com regularidade, de alongar-se diariamente e de alimentar-se bem. Esclareça que todos podem ficar em boa forma, independentemente da força ou da habilidade atlética. Instile em seus alunos um entusiasmo pelo movimento e pela saúde que vai durar por toda a vida.

APÊNDICE

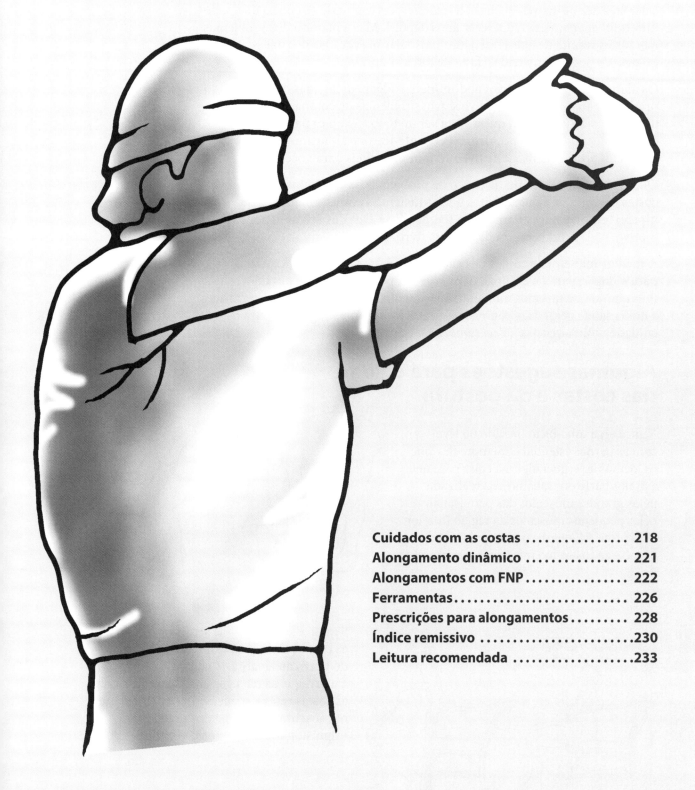

Cuidados com as costas	218
Alongamento dinâmico	221
Alongamentos com FNP	222
Ferramentas	226
Prescrições para alongamentos	228
Índice remissivo	230
Leitura recomendada	233

Cuidados com as costas

Mais de 50% dos norte-americanos terão algum tipo de problema nas costas em algum momento da vida. Alguns deles são congênitos, como lordose ou escoliose (curvatura lateral da coluna vertebral). Outros são consequência de acidentes de automóvel, quedas ou lesões esportivas (caso em que a dor pode diminuir, apenas para reaparecer anos depois). Mas a maioria dos problemas nas costas resulta de tensão e rigidez muscular provocadas por má postura, excesso de peso, inatividade e falta de força abdominal.

Os alongamentos e exercícios abdominais podem ajudar suas costas quando praticados com bom-senso. Se você tem problemas de coluna, consulte um médico de confiança, que deverá submetê-lo a exames para verificar exatamente onde está o problema. Pergunte-lhe que alongamentos e exercícios apresentados neste livro seriam mais úteis para você.

Qualquer pessoa com um histórico de problemas na região inferior das costas deve evitar alongamentos que arqueiem as costas, chamados de hiperextensores. Eles criam muita tensão nessa área das costas e, por esse motivo, não incluí nenhum deles neste livro.

A melhor maneira de cuidar das suas costas é usar métodos adequados para alongar, para fazer força, para ficar em pé, para sentar e para dormir. Pois aquilo que fazemos momento a momento, dia a dia, é o que determina a nossa saúde geral. Nas páginas seguintes há algumas sugestões para os cuidados com as costas. (*Veja também p. 26-33.*)

Algumas sugestões para cuidar das costas e da postura

Nunca erga um objeto (pesado ou leve) com as pernas estendidas. Sempre flexione os joelhos ao erguer alguma coisa para que a maior parte do trabalho seja realizada pelos grandes músculos das pernas, não pelos pequenos músculos da região inferior das costas. Mantenha o peso próximo do corpo e as costas tão retas quanto possível.

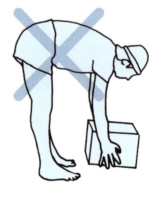 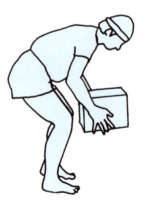

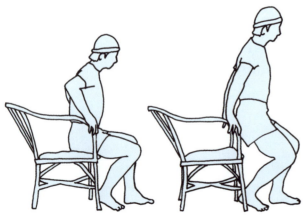

Sentar e levantar pode ser um perigo para as costas. Coloque sempre um pé à frente do outro ao levantar-se de uma cadeira. Escorregue as nádegas até a beirada e, com as costas retas e o queixo para dentro, use os músculos da coxa e dos braços para impulsionar-se até a posição em pé.

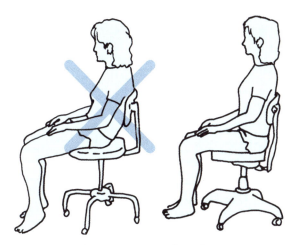

Se os seus ombros são arredondados e sua cabeça tende a cair para a frente, coloque-se num novo alinhamento. Esta posição, quando praticada com regularidade, vai diminuir a tensão nas costas e manter o corpo cheio de vitalidade. Empurre o queixo um pouco para dentro (nem para baixo nem para cima), com a parte posterior da cabeça reta. Pense nos ombros para baixo.

Inspire com a ideia de que você quer expandir o meio das costas. Contraia os músculos abdominais enquanto encosta toda a região inferior das costas na cadeira. Faça este movimento enquanto dirige ou está sentado para aliviar a pressão na região. Pratique com frequência e, naturalmente, você vai treinar os músculos a manter um alinhamento mais vigoroso sem esforço consciente.

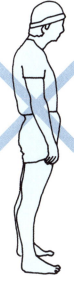

Não fique em pé com os joelhos travados, pois seus quadris inclinarão para a frente e a pressão de estar em pé será exercida diretamente sobre a parte inferior das costas: uma posição de fraqueza. Deixe os quadríceps sustentarem o corpo numa posição de força. O seu corpo ficará mais alinhado nos quadris e na região inferior das costas se os joelhos estiverem ligeiramente flexionados.

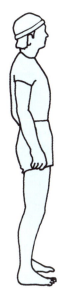

Ao ficar em pé, deixe os joelhos ligeiramente flexionados (1 ½ cm), com os pés apontados para a frente. Mantê-los ligeiramente flexionados impede os quadris de girar para a frente. Use os grandes músculos da parte anterior das coxas (*quadríceps*) para controlar a sua postura na posição em pé.

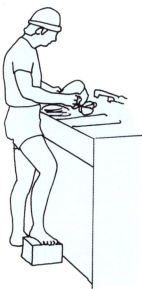

Se você ficar em pé num só lugar por algum tempo, por exemplo enquanto lava a louça, apoie um dos pés sobre uma caixa ou banquinho. Assim, você aliviará um pouco da pressão nas costas provocada pela postura.

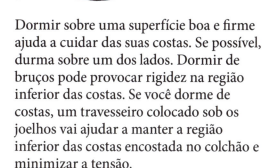

Dormir sobre uma superfície boa e firme ajuda a cuidar das suas costas. Se possível, durma sobre um dos lados. Dormir de bruços pode provocar rigidez na região inferior das costas. Se você dorme de costas, um travesseiro colocado sob os joelhos vai ajudar a manter a região inferior das costas encostada no colchão e minimizar a tensão.

Cuidados com as costas

Ao perceber que a sua postura está incorreta, ajuste-se automaticamente a uma posição mais ereta, enérgica. A boa postura é desenvolvida pela constante vigilância de como você senta, fica em pé, caminha e dorme.

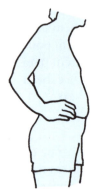

Muitas das chamadas costas rígidas podem ser provocadas por excesso de peso em volta do meio do corpo. Sem o apoio de músculos abdominais fortes, esse peso extra vai aos poucos forçar uma inclinação pélvica para a frente, provocando dor e tensão na região inferior das costas.

1. Desenvolva os músculos abdominais praticando regularmente exercícios específicos. Faça os movimentos dentro dos seus limites. É preciso tempo e regularidade. Mas, se você não praticar essa atividade, o problema só vai piorar.
2. Desenvolva os músculos do tórax e dos braços executando flexões de joelho, que isolam os músculos do tronco sem forçar a região inferior das costas. Comece com uma série simples de três conjuntos, tipo 10-8-6, ou qualquer outra – mas comece!
3. Alongue os músculos na parte anterior dos quadris, conforme ilustrado na página 51, e alongue os músculos da região inferior das costas (*p. 26-33 e 63-67*). Fortalecendo os músculos da área abdominal e alongando o quadril e as costas, é possível desfazer aos poucos a inclinação pélvica para a frente que, em muitos casos, é a principal causa de problemas nas costas.
4. Lentamente, diminua o tamanho do seu estômago, não comendo em exagero.
5. Aprenda a caminhar antes de fazer *cooper* e a fazer *cooper* antes de correr. Se você caminhar 1.600 metros todos os dias (de uma só vez), sem aumentar a ingestão de calorias, perderá 4,5 quilos de gordura em um ano.

> **Um livro sem igual sobre autocuidado para dor na lombar:**
>
> *Treat your own back*, de Robin McKenzie, publicado por OPTP (www.optp.com), 2006.

ALONGAMENTO DINÂMICO

O que significa tudo que ouvimos atualmente sobre "alongamento dinâmico"? Artigos recentes na mídia afirmam que o "alongamento dinâmico" é o método preferido dos atletas, que o alongamento estático não é mais útil antes de competições – podendo até ser prejudicial. Primeiro, algumas definições:

- O alongamento *dinâmico* é assim definido: "Movimentar ativamente uma articulação na amplitude exigida por um esporte."
- O alongamento *estático* refere-se à manutenção de um alongamento sem nenhum movimento.
- Alongamento, neste livro, indica um alongamento em duas fases com movimento.*

O que está havendo? Talvez tudo tenha começado com um estudo bem divulgado na Maratona de Honolulu em 1994 na qual os corredores que se alongavam sofreram mais lesões do que aqueles que não o faziam. Primeiro, como o grupo de controle se alongou? Se o fizeram incorretamente (como fazem muitos competidores – forçando demais ou balançando), é provável que tenha havido um aumento nas lesões. E por que concluir que o alongamento *provocou* as lesões? (Curiosamente, esses resultados só se aplicavam a homens brancos, não a mulheres ou asiáticos.)

Alguns treinadores dizem que os atletas não deveriam praticar o alongamento estático *antes* de competições (embora muitos deles o recomendem *depois* delas). Eis o que eu recomendo:

Para atletas: após um aquecimento, alguns alongamentos suaves vão prepará-lo para os alongamentos dinâmicos, treinos e aquecimento posterior. Os alongamentos suaves enviam ao músculo um sinal de que ele vai ser utilizado. E o alongamento estático (duas fases) depois do exercício é bastante benéfico.

Para a população em geral (pessoas comuns, atletas amadores): acredito que o alongamento de duas fases é tão efetivo e útil como sempre foi. Mais de 3,5 milhões de pessoas (no mundo inteiro) compraram e utilizaram *Alongue-se* (a maior parte delas atletas amadores). Recebemos um *feedback* favorável durante mais de 30 anos. O alongamento faz as pessoas se *sentirem* melhor.

E o que dizer da ioga? Centenas de milhões de pessoas no mundo inteiro praticam ioga, que na verdade é o alongamento estático. Elas praticariam ioga se ela não fosse benéfica?

Curiosamente, se você examinar os alongamentos dinâmicos, verá que muitos deles na verdade são treinos. Balanço de braços, de pernas, inclinações para os lados, tocar os dedos dos pés. Nada de novo aqui; esses movimentos são utilizados há anos pelos atletas nos aquecimentos; apenas não eram chamados de "alongamento dinâmico".

Alguns desses novos alongamentos dinâmicos me parecem bons, inclusive os que utilizam um alongamento regular e acrescentam movimento, simulando movimentos específicos dos esportes. Você pode ver um vídeo *on-line* desses alongamentos em: *http://bit.ly/ja7n*. Se eu fosse um atleta profissional, examinaria o alongamento dinâmico e escutaria o que diz o meu treinador, mas manteria os alongamentos estáticos como recurso.

Afirmar que o alongamento dinâmico substitui o alongamento estático é uma visão limitada. Um não substitui o outro, assim como os aparelhos Nautilus não substituíram os pesos (nem a televisão substituiu o rádio). Cada um tem o seu lugar. Os milhões de pessoas no mundo todo que utilizaram *Alongue-se* continuarão a usá-lo e a se beneficiar com ele. Os atletas profissionais e seus treinadores continuarão desenvolvendo técnicas de aquecimento e alongamento, encontrando a melhor combinação para o bom desempenho e a prevenção de lesões.

O alongamento para pessoas comuns (como aquelas que trabalham em escritórios ou no computador) se refere a sentir o corpo, prestar atenção na rigidez e na flexibilidade. Entre em sintonia com o seu corpo, jamais force a ponto de sentir dor, nunca balance nem faça alongamentos exagerados. Concentre-se na sensação de cada alongamento. Seja sensível ao seu corpo. Você não precisa de um diploma de doutorado para saber como se sente, assim como não precisa de um meteorologista para saber de que lado o vento sopra. Tente alguns alongamentos (*por exemplo, p 17-23*) e decida o que é melhor para você.

* O meu tipo de alongamento não é absolutamente "estático". Ele consiste em um alongamento de duas fases: o *alongamento suave*, no qual você relaxa no alongamento, é seguido pelo *alongamento progressivo*, no qual você se alonga um pouco mais – sempre prestando muita atenção à sensação do seu corpo.

Alongamentos com FNP

FNP é a abreviatura de "facilitação neuromuscular proprioceptiva", terapia corporal desenvolvida após a Segunda Guerra Mundial para ajudar na reabilitação de soldados que sofriam de distúrbios neurológicos. Nas décadas de 1960 e 1970, terapeutas corporais e técnicos esportivos começaram a utilizar as técnicas da FNP para aumentar a flexibilidade e a amplitude de movimento em pessoas saudáveis, inclusive atletas. Nos anos seguintes, a prática dessa terapia ganhou popularidade entre treinadores e atletas que buscavam otimizar o desempenho nos esportes.

Embora este livro trate principalmente de alongamentos estáticos, também inclui alguns alongamentos básicos com FNP. Com frequência, essa terapia é usada sobretudo por atletas e indivíduos com uma amplitude de movimento menor do que o normal ou que perderam a amplitude normal de movimentos. Os alongamentos com FNP apresentados neste livro podem ser realizados sem parceiros ou aparelhos auxiliares. É fácil aprendê-los e utilizá--los. Eles consistem sobretudo na *técnica de Contrair – Relaxar – Alongar* e da *técnica antagonista de Contrair – Relaxar*. A seguir há descrições e exemplos desses dois tipos de alongamento com FNP.

Técnica de Contrair – Relaxar – Alongar

Aqui, o músculo é passivamente levado a uma amplitude de movimento que cria uma tensão suave de alongamento (não dolorosa), contraído (com a força de um punho fechado) por 4-5 segundos, a seguir relaxado momentaneamente, e depois conduzido de novo a um alongamento brando estático por 5-15 segundos. Este processo pode ser repetido algumas vezes. A cada repetição, pode-se esperar um ligeiro aumento na flexibilidade livre de tensão.

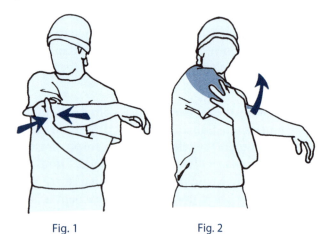

Fig. 1   Fig. 2

Contração isométrica: contração muscular na qual a tensão muscular aumenta, mas não há alteração do comprimento dos músculos e as articulações não se movem.

Importante: devido à moderada contração isométrica necessária na FNP, as pessoas com problemas cardíacos ou pressão alta devem ter cuidado ao utilizá-la. (Minha abordagem das contrações isométricas consiste em forçar bem menos do que o esforço máximo.)

Puxe o cotovelo à frente do tórax até sentir um alongamento brando (não doloroso) e a seguir afaste-o do corpo, opondo resistência com a mão oposta. Agora, mantenha uma contração isométrica prolongada (50-60%) por 4-5 segundos (*fig. 1*). (Não prenda a respiração; inspire durante a contração do músculo que você vai alongar a seguir.) Relaxe um instante e então use a mão e o braço para puxar um pouco mais o cotovelo, até sentir novamente uma tensão de alongamento suave nos músculos que foram contraídos (*fig. 2*). Mantenha um alongamento brando (moderado) por 5-15 segundos. Repita algumas vezes.

Técnica antagonista de Contrair – Relaxar

A segunda técnica da FNP utiliza o princípio da contração e do relaxamento de músculos opostos, como os quadríceps (frente da coxa) e os tendões (atrás da coxa). Nesta técnica, os quadríceps são contraídos para relaxar os tendões, que depois são alongados como mostra a fig. 1 ou a fig. 4. Isso facilita o relaxamento dos tendões pelo reflexo de inibição recíproco. (Parece complicado, mas é fácil de fazer.) Ao contrair os quadríceps (*fig. 3*), os tendões vão relaxar.

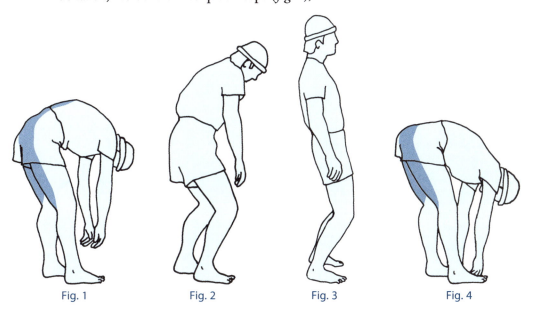

Fig. 1   Fig. 2   Fig. 3   Fig. 4

Tente. Comece em pé e, devagar, incline-se para a frente a partir dos quadris (mantendo os joelhos ligeiramente flexionados), até obter um alongamento confortável (*fig. 1*). Nesse instante, observe até onde você consegue ir. Retorne à posição ereta, mantendo os joelhos ligeiramente flexionados (*fig. 2*).

Agora, flexione os joelhos, com os pés bem apoiados no chão e apontados à frente (*fig. 3*). Mantenha por 15-20 segundos. Essa posição contrai os quadríceps e relaxa os tendões, facilitando o alongamento dos tendões na posição seguinte. Fique em pé com o corpo ereto e, sem balançar, faça o primeiro alongamento (*fig. 1*). Sustente por cerca de 5-15 segundos. Provavelmente, você agora consegue alongar-se mais do que na primeira vez, com o mesmo esforço. Repita as posturas ilustradas nas figuras 3 e 1 algumas vezes e espere um ganho de flexibilidade de leve a moderado (*fig. 4*).

Estes dois exemplos devem ajudá-lo a compreender e a utilizar alguns alongamentos básicos com FNP. Eles estão espalhados por todo o livro e combinados com alongamentos prolongados (estáticos). Acredito que a combinação de alongamentos prolongados (estáticos) e alongamentos com FNP funciona muito bem.

> **Advertência:** não exagere nos alongamentos com FNP. Permaneça relaxado e não force durante contrações brandas. Respire naturalmente! Sinta-se confortável. Forçar e exagerar não leva a nada!

Nas próximas duas páginas há um resumo dos alongamentos com FNP mostrados em diversas páginas do livro.

ALONGAMENTOS COM FNP

Eis alguns alongamentos com FNP descritos nas duas páginas anteriores. Tente executá-los para verificar se a técnica funciona para você (ajudando-o a tornar-se mais flexível). Assim que compreender como esta técnica funciona, você poderá usá-la em qualquer alongamento. Contrair – Relaxar – Alongar; Contrair – Relaxar – Alongar etc.

> Repita cada série várias vezes. Mantenha cada contração por 4-5 segundos e cada alongamento por 5-15 segundos.

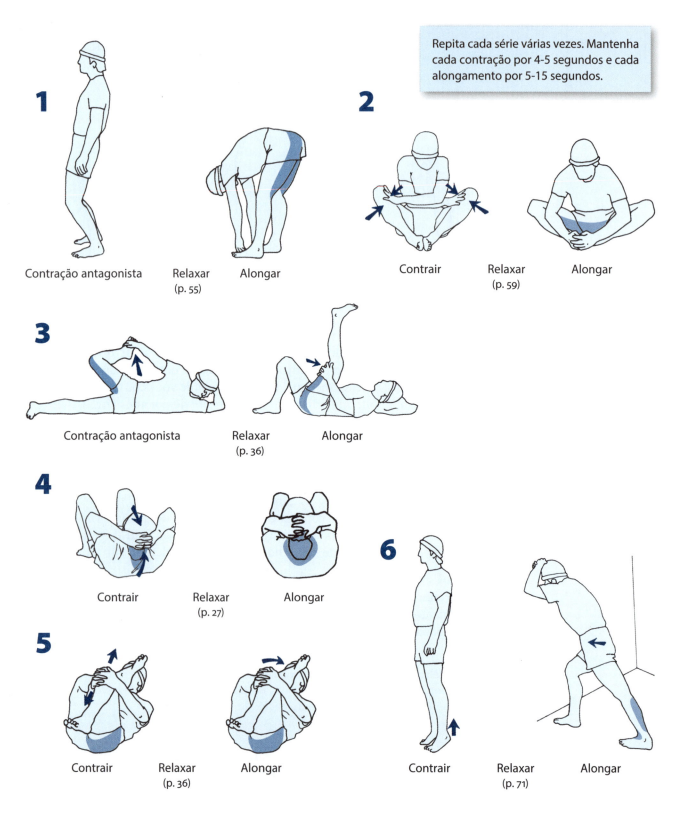

224 Alongamentos com FNP   *Stretching* © 2020 by Bob and Jean Anderson. Shelter Publications, Inc.

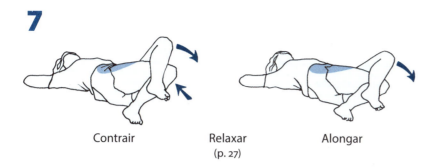

> Não force! Não sinta dor! *Sinta* o alongamento. Ouça seu corpo.

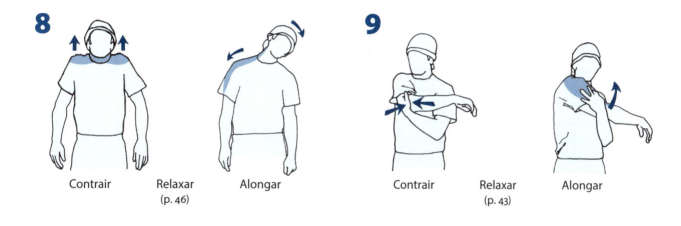

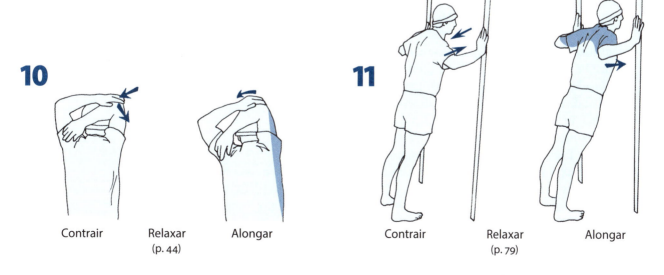

Alongamentos com FNP **225**

Ferramentas

Ferramentas são aparelhos de autoajuda que lhe permitirão fazer um trabalho corporal (massagem, acupressão) de modo muito preciso sem um parceiro. Comecei a usar diversas delas no início da década de 1990 e considerei-as muito úteis. Também descobri que elas funcionavam excepcionalmente bem quando combinadas com alongamentos regulares. Assim, apresentei-as aos participantes de grupos que frequentei e de aulas que ministrei e a resposta foi excelente.

As pessoas gostam do fato de as ferramentas serem fáceis de usar e úteis nos "pontos de gatilho" (tecido muscular rígido) e na tensão. Elas permitem que você trabalhe seu corpo de formas totalmente diferentes. Com elas, é possível ter acesso a pontos de gatilho e locais doloridos e relaxar. O tecido muscular rígido pode ser relaxado em apenas alguns minutos com a maior parte dessas ferramentas. Elas tornam o trabalho corporal mais fácil e a diminuição da dor uma realidade.

Eis algumas das ferramentas que utilizo regularmente e recomendo.

TheraCane®

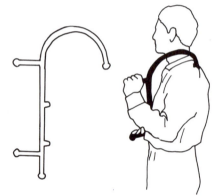

Ferramenta de acupressão que relaxa regiões rígidas e doloridas. Utilizam-se a força de uma alavanca e um leve puxão para baixo para criar a pressão desejada sempre que pretendido (recomenda-se uma pressão branda). Especialmente projetada para a parte posterior do pescoço, a região média das costas (entre as escápulas), a parte superior das costas e as laterais do pescoço e dos ombros. Na verdade, ela pode ser usada no corpo inteiro e até como auxiliar nos alongamentos. Esta ferramenta é extremamente popular em muitas clínicas de dor espalhadas nos Estados Unidos. É um excelente recurso que muitos consideram útil.

The Stick®

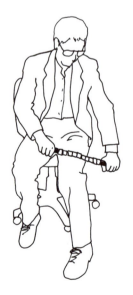

Aparelho para massagem utilizado por atletas dedicados para relaxar "pontos de gatilho bloqueados" (músculos "presos"). O centro flexível com hastes giratórias molda-se facilmente a diversos contornos do corpo. Esta ferramenta é ótima para as pernas, especialmente as panturrilhas, e indicada para todos os principais grupos musculares. Pode ser usada por cima da roupa ou diretamente sobre a pele. O Stick proporciona alívio miofascial imediato, relaxando fibras musculares saudáveis e favorecendo a boa circulação. O bom fluxo sanguíneo revigora os músculos, permite melhor desempenho, resistência prolongada e recuperação mais rápida. A utilização desta ferramenta prepara os músculos para a atividade, ajuda a dispersar o ácido láctico após exercícios intensos, pode evitar lesões e acelera o tempo de recuperação quando elas ocorrem.

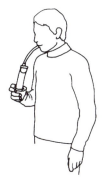

Breath Builder®

Aparelho originalmente projetado para que os músicos pudessem desenvolver o controle sobre a respiração. Contudo, ele é excelente para qualquer pessoa que queira desenvolver uma respiração profunda revigorante. Você sopra dentro de um tubo e a pressão da sua respiração mantém uma bola de pingue-pongue flutuando no cilindro. Ele o força a usar os músculos do diafragma e a respirar corretamente, com o propósito de aumentar a capacidade pulmonar. Ao levar mais ar para dentro dos pulmões, você reabastece a corrente sanguínea com oxigênio e revitaliza cada célula do corpo (pense nisso!). A bola é um auxílio visual que mostra exatamente o que o seu diafragma está fazendo, de acordo com a altura que ela atinge ao ficar flutuando dentro do cilindro. É acompanhado de instruções detalhadas.

The Trigger Wheel®

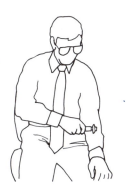

Roda de náilon com 5 cm e cabo de 11 cm para massagem profunda. Trabalha em "pontos de gatilho" dos músculos e pode ser usada diretamente sobre a pele ou roupa leve. Funciona como um pneu que roda para trás e para a frente sobre o pavimento. Muito eficaz para alcançar pontos doloridos específicos, como pequenas áreas no pescoço, nas mãos, nos punhos, nos braços, nas pernas e nos pés. Pode ser usada espontaneamente durante o dia para manter a dor em nível mínimo.

The Foot Massage®

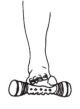

Rolo com 5 cm por 22 cm, com saliências de borracha firme e aros de borracha para proteger o piso. Excelente ferramenta para pés cansados. As saliências de borracha permitem uma massagem precisa na sola dos pés. Usada para estimular terminações nervosas, diminuir o desconforto e melhorar a circulação. Utilize-a no trabalho no caso de ficar sentado muito tempo.

> Veja p. 234-235 para saber como comprar essas ferramentas.

Ferramentas

Prescrições para alongamentos

A seguir, um resumo dos alongamentos deste livro que podem ser usados por profissionais de saúde ao prescreverem programas de reabilitação e preparo físico individuais. Faça um círculo em torno dos alongamentos adequados para a pessoa.

Alongamentos relaxantes para as costas • 26-33

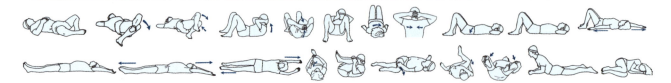

Alongamentos para pernas, pés e tornozelos • 34-41

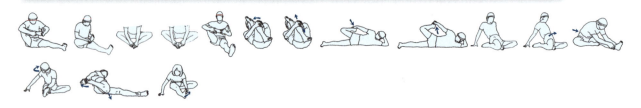

Alongamentos para costas, ombros e braços • 42-48

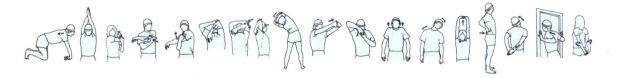

Uma sequência de alongamentos para as pernas • 49-53

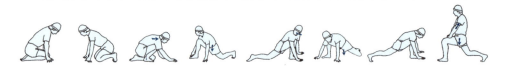

Alongamentos para a região inferior das costas, quadris, virilhas e tendões • 54-61

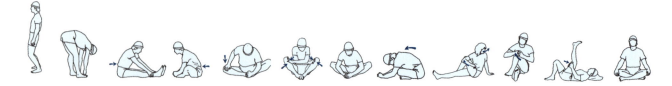

Alongamentos para costas, quadris e pernas • 63-67

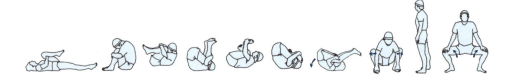

Elevação dos pés • 68-70

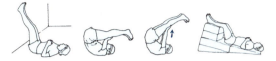

Alongamentos em pé para pernas e quadris • 71-77

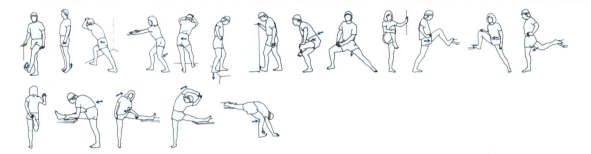

Alongamentos em pé para o tronco • 79-84

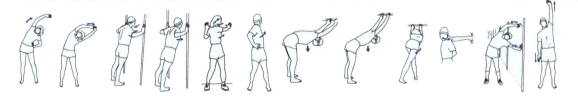

| Na barra fixa 85 | Tronco usando toalha 86-87 | Alongamentos para mãos, punhos e antebraços • 88-89 |

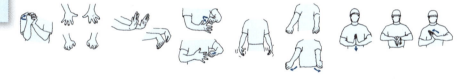

Alongamentos na posição sentada • 90-93

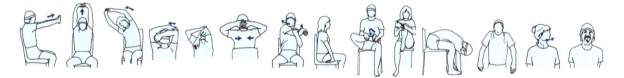

Alongamentos para pernas e virilhas com os pés elevados • 94-96

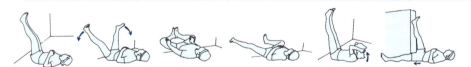

Alongamentos para virilhas e quadris com as pernas afastadas • 97-100

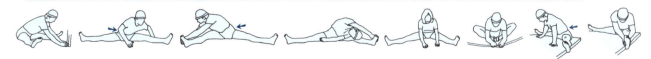

Aprendendo a fazer aberturas • 101-102

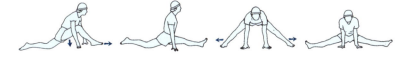

ÍNDICE REMISSIVO

abdominais
   fortalecendo, 29, 220
   guia de alongamentos, 24
aberturas, 101-103, 230
aeróbica. *Veja* exercício aeróbico, alongamentos para, 172-173
alongamento
   aumentando, 16
   começando, 15-21
   espontâneo, 115
   mantendo, 21, 67
   na posição em pé, 71-77, 79-84, 230
   progressivo, descrição, 12
   suave, descrição, 12
   um bom (diagrama), 13
   resumo de. *Veja* resumo
alongamento propriamente dito, 19, 30-32
alongamentos
   diários, 108-109
   por que fazer, 11
   superfície para fazer, 63
   técnicas básicas de, 19, 63
   usando uma barra fixa para fazer, 85
alongamentos, resumo dos,
   básicos, 21
   braços, 45
   costas, 33, 48, 61, 67
   na posição em pé, 77, 84
   na posição sentada, 93
   ombros, 48
   pernas, 41, 53, 67, 72, 96
   pés, 41
      elevação dos, 70
   quadris, 61, 67, 77
   tendões, 61
   tornozelos, 41
   tronco, 84
   virilhas, 61, 96
alpinismo/escalada, alongamentos para, 144-145
aquecimento, 14, 15, 82, 101, 143
andar, alongamentos para, 71, 75, 125
antebraços, alongando, 42, 88-89, 91
   guia de alongamentos, 24
   prescrições para, 230
   Veja também braços
antes de dormir, alongamentos para, 107
arco do pé
   guia de alongamentos, 24
   massageando, 34-35
artes marciais, alongamentos para, 146-147
avião, alongamentos no, 127
badminton, alongamentos para, 148-149
balançar, advertências, 13, 41
barra fixa, alongando na, 85, 230
basquete, alongamentos para, 152-153

beisebol
   alongamentos para, 152-153
   aquecimento para, 82
bíceps
   guia de alongamentos, 24
Bodyslant, usando, 69
boliche, alongamentos para, 154-155
braços, alongando, 43, 47, 82, 86-87, 90-91, 110-111
   prescrições para, 229
   resumo, 48
   Veja também antebraço
Breath Builder (ferramenta), 227
cadeira, levantando da, 219
caminhada, alongamentos para, 156-157
caminhada com bastões, alongamentos para, 158-159
canoagem, alongamentos para, 160-161
ciático, nervo, 27
ciclismo, alongamentos para, 162-163
   Veja também mountain biking, triatlo
cintura, alongando, 83
colateral medial, 49
coluna
   alongamentos para, 80
   rolando, 63-65
   torção, 60-61
computador, alongamentos para aliviar a tensão durante o trabalho no, 90, 132
corda elástica, usando durante o alongamento, 40, 86
corpo, guia de alongamentos para partes individuais do (diagrama), 24-25
corrida, alongamentos para, 71, 75, 82, 164-165
Veja também triatlo
costas
   advertência, 64
   alongando, 63-65
   cuidados com, 218-220
   guia de alongamentos, 24
   para relaxar, 24-33
   prescrições para, 229
   resumo, 33, 48, 61, 67
Veja também região inferior das costas, parte superior das costas
cotovelos
   guia de alongamentos, 24
crianças, alongamentos para, 72, 122-123
de cócoras, 65-67
dedos, alongando, 88-89
   guia de alongamentos, 24
dedos do pé, alongando, 34, 49, 50
   guia de alongamentos, 26
dinâmico, alongamento, 221

dor, inutilidade da, 13
dormir, superfície para, 219
dorsiflexão, 40
ergonomia, 130
equestres, esportes. *Veja* equitação
equitação, alongamentos para, 166-167
   Veja também rodeio
erguer peso
   alongamentos de preparação para, 116-117
   técnica para, 55, 218
escritório, boa forma no, 130
   alongamentos para aliviar o estresse no trabalho, 132-135
   ergonomia e dicas, 130-131
esfriando, 14
esqui
   cross-country, alongamentos para, 168-169
   downhill, alongamentos para, 170-171
estiramento, reflexo de, 13
exercício
   aeróbico, alongamento para, 142-143
   importância do, 141
fáscia plantar, 34, 50
   Veja também pés
ferramentas, 226-227
físico, trabalho, alongamentos de preparação para, 116-117
flexões, 220
FNP (facilitação neuromuscular proprioceptiva), técnica da, 222-225
   para a virilha, 59
   para as nádegas, 36
   para as panturrilhas, 71
   para as pernas, 40
   para o pescoço, 28
   para o tronco, 79, 90
   para os ombros, 43, 44
   para os quadríceps, 55
   para os quadris, 27
   resumo, 224-225
Foot Massage (ferramenta), 227
futebol, alongamentos para, 174-175
futebol americano, alongamentos para, 176-177
ginástica, alongamentos para, 178-179
glúteos
   alongando, 38
   fortalecendo, 29
golfe, alongamentos para, 180-181
halterofilismo, alongamentos para, 82, 182-183
handebol
   alongamentos para, 208-209
   aquecimento para, 82

hóquei sobre o gelo, alongamentos para, 184-185
iliopsoas, 38 51, 53
    Veja também quadris
iliotibiais, faixas, alongando, 37
ioga, *hatha*, 68
isométrica, contração, 222
jardinagem, alongamentos para, 119
joelhos
    alongando, 74-75
    a importância de manter flexionado, 55-56
    evitando a tensão nos, 39, 41, 49, 51, 66, 75
    guia de alongamentos, 24-25
    posição de cócoras e, 65
lateral, alongando, 26-27, 83
laterais, alongando, 42
latissimus dorsi, 42
lesão por esforço repetitivo (LER), 130, 136
luta livre, alongamentos para, 186-187
manhã, alongamentos pela, 106
mãos, alongando, 88-89, 110
    guia de alongamentos, 24
    prescrições para, 230
massagem, pés, 34-35
mesa de trabalho, alongamentos para aliviar a tensão na, 134-135
minissérie. *Veja* Esportes e atividades
motocross, alongamentos para, 188-189
mountain biking, alongamentos para, 190-191
    Veja também ciclismo
mouse, 130, 131
nádegas, alongando os músculos das, 36, 38, 73
    guia de alongamentos, 24
natação, alongamentos para, 192-193
    Veja também triatlo
ombros
    alongando, 43-47, 82, 86-87, 91, 110-111
    erguer, 45-46
    guia de alongamentos, 24-25
    prescrições para, 229
    resumo, 48
    escápulas, contração, 28-29
operadores de teclado, alongamentos para, 132
panturrilhas, alongando, 15, 40, 71
    guia de alongamentos, 25
parceiro, alongando com, 59
parte superior das costas, alongando, 43, 90-91
    guia de alongamentos, 25
patinação no gelo, alongamentos para, 194-195
patins *inline*, alongamentos para, 196-197
pelve, alongando, 53

pernas,
    alongando, 48-53, 63, 112
    com os pés elevados, 94
    coxa, 52, 97
    cruzadas, 60, 63
    guia de alongamentos, 24-25
    na posição em pé, 71-78
    parte inferior, 40-41
    parte interna, 73, 76, 97
    prescrições para, 229-230
    resumo, 41, 53, 67, 78, 96
pés
    alongando, 41, 229
    elevação, 68-70, 94-96, 230
    girando, 71
    massageando, 34-35
pescoço
    alongando, 47, 92, 95, 111
    cuidados com, 64-65
    de mensagem de texto, 136-138
    diminuindo a tensão no, 27-28
    guia de alongamentos, 25
    tecnológico, 136
peso, dor nas costas e, 220
pessoas acima de 60 anos, alongamentos para, 120-121
piriformes, 36, 73
posição
    fetal, 33
    perna esticada, joelho flexionado, 17, 39-41
posição em pé
    postura e, 219
    procedimento para ficar na, 54, 67
posição sentada
    alongando na, 90-93, 230
    depois de ficar na, 46, 118
    postura na, 219
postura, 218-220
prescrições, para alongamentos, 229-230
professores, séries como orientação para, 143, 216
programa, 8, 49, 91
proprioceptiva, facilitação neuromuscular. *Veja* FNP
punho, alongamentos, 42, 88-89
    guia de alongamentos, 25
    prescrições para, 230
quadríceps,
    alongando, 36, 55
    na posição em pé, 74-75
    na posição sentada, 37-40
    guia de alongamentos, 24
    usando, 219
quadris, alongando, 26-27, 32-33, 35-36, 51-52, 54-61, 66, 72, 73-74, 112
    com as pernas afastadas, 97-100
    guia de alongamentos, 24
    na posição em pé, 71-77, 81
    na posição sentada, 91
    prescrições para, 229-230

resumo, 61, 67, 78
região inferior das costas
    alongando, 17-20, 26-27, 32-33, 53, 54-61, 81, 91, 92, 100
    encostando no chão, 29
    guia de alongamentos, 25
    liberando a tensão, 112-113
    prescrições para, 229
    Veja também de cócoras
relaxantes, alongamentos, 26-33, 68, 229
remo, alongamentos para, 198
repetitivo, esforço, evitando o, 89
respiração, 12, 26, 43, 60
rigor mortis, evitando o lento, 78, 108
rodeio, alongamentos para, 199
    Veja também equitação
rosto, alongando, 92-93
    guia de alongamentos, 24
sentar, procedimento correto para, 20
smartphone, 136-140
snowboarding, alongamentos para, 200-201
softball, alongamentos para, 152-153
solear, 40, 71
squash, alongamentos para, 208-209
Stick (ferramenta), 226
surfe, alongamentos para, 202-203
    Veja também windsurfe
teclado, 130
telefone, 136-140
    alongamentos, 139-140
televisão, alongamentos assistindo à, 124
tendão de aquiles, alongando, 50, 66, 71-72
    guia de alongamentos, 25
tendinite, 136
tendões, alongando, 17, 35-36, 39, 54-61, 63
    com os pés elevados, 96
    guia de alongamentos, 25
    na posição em pé, 73-74, 77
    na posição sentada, 98-99, 100
    prescrições para, 229
    resumo, 61
tênis
    alongamentos para, 204-205
    aquecimento para, 82
tênis de mesa, alongamentos para, 206-207
tênis de praia, alongamentos para, 208-209
tensão
    diminuindo, 27-28, 42, 84, 90, 91, 112-113, 226
    eliminando, 89
TheraCane (ferramenta), 226
toalha, usando durante o alongamento, 18, 40, 45, 57, 86-87, 230
tórax, alongando, 46-47, 86-87

guia de alongamentos, 24
tornozelos
   alongando, 34, 36, 49-50, 66, 71-72
   girando, 71
   guia de alongamentos, 24
   na posição sentada, 91
      prescrições para, 229
   resumo, 41
treinadores, séries como guias para, 143, 216
triatlo, alongamentos para, 210-211
tríceps, alongando, 46

guia de alongamentos, 25
Trigger Wheel (ferramenta), 227
tronco, alongando, 42, 46-47, 76, 86, 215
   na posição em pé, 79-84
   na posição sentada, 90-91
   prescrições para, 230
   resumo, 84
TV. *Veja* televisão
varicosas, veias, para aliviar, 68
viajantes, alongamentos para, 128
virilha, alongando, 52, 58-60, 66, 114
   com os pés elevados, 94-95

guia de alongamentos, 24
   na posição deitada, 19, 26
   na posição em pé, 73, 77
   na posição sentada, 16-18, 97, 99-100
   prescrições para, 229-230
   resumo, 61, 95
vôlei, alongamentos para, 212-213
windsurfe, alongamentos para, 214-215
   Veja também surfe

LEITURA RECOMENDADA

8 steps to a pain-free back — Remember when it didn't hurt. Esther Gokhale. Stanford: Pando Press, 2008.
Um livro novo e revolucionário sobre melhorar a postura e tratar a dor nas costas. Uma abordagem maravilhosa.

The Alexander technique — How to use your body without stress. Wilfred Barlow e Nikolaas Tinbergen. Richester: Inner Traditions, 1991.
Uma edição atualizada do guia clássico sobre a técnica de F. M. Alexander para dinâmicas corporais bem-sucedidas.

Awareness through movement. Moshe Feldenkrais. San Francisco: Harper, 1991. [Edição brasileira: *Consciência pelo movimento.* São Paulo: Summus, 1977.]
Exercícios ilustrados e fáceis de fazer para melhorar a postura, a visão, a motivação e a autoconsciência.

The courage to start — A guide to running for your life. John "The Penguin" Bingham. New York: Simon & Schuster, 1999.
Um livro inspirador sobre a luta de um homem que, aos 40 anos, está aprendendo a correr. Engraçado, espirituoso e compassivo. Excelente inspiração para qualquer pessoa que queira começar a correr.

Galloway's book on running. Jeff Galloway. Bolinas: Shelter Publications, 2021.
Este clássico ajudou muitos milhares de corredores a começarem a correr e treinar com bom senso. Um best-seller.

Getting back in shape. Bob Anderson, Ed Burke e Bill Pearl. Bolinas: Shelter Publications, 2007.
Como recuperar a forma. Trinta programas, cada um com os três componentes do bem-estar: alongamento, halterofilismo e exercícios de movimento. Uma abordagem simples e visual para a boa forma vitalícia.

Getting stronger — Weight training for sports. Bill Pearl. Bolinas: Shelter Publications, 2005.
Mais de meio milhão de cópias impressas, são três livros em um: musculação para esportes, fisiculturismo e condicionamento geral. O livro mais completo já produzido sobre musculação.

Healing moves — How to cure, relieve and prevent common ailments with exercise. Carol Krucoff e Mitchell Krucoff. New York: Healthy Learning, 2009.
Um livro oportuno de um premiado colunista de saúde e um renomado cardiologista sobre a importância do exercício vigoroso para a boa saúde geral. Exercício alivia o estresse, mantém o peso baixo, melhora o sono e ajuda o corpo a resistir à doença. Tem programas de exercício para saúde geral e bem-estar, bem como indicações de exercícios para doenças e problemas de saúde específico.

Myofascial pain and dysfunction, the trigger point manual — Volume 1, Upper half of body; Volume 2, The lower extremities. Williams e Wilkins, New York: Media, 1999.
Um clássico. Lindamente ilustrado. Descrições e soluções aprofundadas sobre dor e disfunção pela terapia de pontos de gatilho. Um livro que é uma referência, uma leitura prazerosa e uma ótima fonte de aprendizado.

Orthopaedic sports medicine —Principles and practices. Jesse C. DeLee e David Drez Jr. Philadelphia: W. B. Saunders Company, 2009.
Especialistas em medicina esportiva ortopédica compartilham suas experiências tratando lesões do esporte. Os colaboradores fazem uma excelente análise de seus temas, seguida de recomendações para tratamento e recuperação. Não são livros para leitura casual. Os dois volumes custam mais de 350 dólares.

Running within —A guide to mastering the body-mind-spirit connection for ultimate training and racing. Jerry Lynch e Warren A. Scott. Champaign: Human Kinetics, 1999.
Dr. Lynch nos leva à vanguarda da psicologia do esporte. O livro contém estratégias mentais para correr mais e mais depressa, bem como para integrar corpo, mente e espírito.

8 weeks to optimum health. Andrew Weil. New York: Ballantine Books, 2007. [Edição brasileira: *Saúde ideal em 8 semanas.* Rio de Janeiro: Rocco, 2008.]
Dr. Weil acredita na capacidade natural do corpo para curar-se. Suas mudanças não são radicais, mas uma série de passos pequenos e simples rumo à saúde ideal: tomar suplementos, ajustar hábitos alimentares, eliminar toxinas da dieta e um programa de exercícios baseado em caminhar e melhorar padrões de respiração.

Super power breathing — For super energy, high health & longevity. Paul C. Bragg e Patricia N. D. Bragg. Goleta: Health Science, 2008.
Um livro excelente sobre usar os pulmões para melhorar a saúde e aumentar a resistência à doença. Um clássico.

Touch for health — A practical guide to natural health using acupressure touch and massage. John F. Thie. Marina del Rey: Devorss & Company, 2005.
Como utilizar a acupressão de maneira efetiva, como usar a cinesiologia para testar as necessidades alimentares de seu corpo, como guiar seu bem-estar físico. Um sistema completo para a saúde domiciliar.

Stretching in the office. Bob Anderson e Jean Anderson. Bolinas: Shelter Publications, 2002. [Edição brasileira: *Alongue-se no trabalho.* São Paulo: Summus, 1998.]
Alongamentos e exercícios para pessoas que trabalham em escritório ou com computador. Rotinas que aliviam o estresse e a tensão e mantêm o corpo tonificado. Mantenha na gaveta da sua mesa.

OS AUTORES

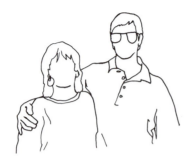

Bob Anderson é o especialista em alongamentos mais conhecido do mundo. Por mais de 35 anos, Bob ensinou a milhões de pessoas a sua técnica simples de alongamento.

Bob e sua esposa, Jean, primeiro publicaram em 1975 uma versão "caseira" de *Alongue-se* numa garagem na Califórnia. As ilustrações foram feitas por Jean, baseadas em fotos que ela tirou de Bob fazendo os alongamentos. Esse livro foi modificado e publicado pela Shelter Publications em 1980 para venda nas livrarias e atualmente é conhecido por pessoas leigas, bem como por profissionais de medicina, como a obra mais fácil sobre o assunto. Até hoje, ele vendeu mais de 3,75 milhões de exemplares no mundo inteiro e foi traduzido para 24 idiomas.

Atualmente, Bob tem saúde e está em forma, mas nem sempre foi assim. Em 1968, ele estava com excesso de peso (95 quilos em 1,80 m) e fora de forma. Começou um programa pessoal de condicionamento que o levou a pesar 67,5 quilos. Entretanto, certo dia, enquanto fazia uma aula de condicionamento físico na faculdade, descobriu que quando sentava com as pernas estendidas ao inclinar para a frente não conseguia ir além dos joelhos. Assim, começou a fazer alongamentos. Logo ele descobriu que se sentia melhor e que o alongamento tornava mais fácil correr e pedalar.

Os americanos começavam a valorizar os exercícios físicos e os milhões de pessoas que começaram a se exercitar descobriram a importância da flexibilidade em seus programas de condicionamento físico. Após alguns anos de exercícios e alongamentos com Jean e um pequeno grupo de amigos, aos poucos Bob desenvolveu um método de alongamento que poderia ser ensinado a qualquer pessoa. Logo ele estava passando sua técnica a outras pessoas.

Ele começou com times esportivos profissionais: o Denver Broncos, o California (agora Anaheim) Angels, o Los Angeles Lakers e o New York Jets. Também trabalhou com times das universidades de Nebraska, UC Berkeley, Washington State e Southern Methodist University, bem como com atletas amadores e olímpicos em diversas modalidades esportivas. Viajou pelo país durante anos, ensinando alongamentos em clínicas de medicina esportiva, clubes atléticos e centros de treinamento de corrida.

Na década de 1980, Bob correu em trilhas nas montanhas e foi ciclista. Por dez anos seguidos ele participou da Maratona da Ilha Catalina, no sul da Califórnia, da corrida de 18 milhas de Imogene Pass e Telluride, Colorado (num percurso que sobe até um espinhaço a 4 mil metros de altitude), e da Maratona de Pike's Peak. Atualmente, Bob passa a maior parte do tempo livre na sua *mountain bike* e correndo nas montanhas perto de sua casa no Colorado, muitas vezes saindo para pedalar por 3 a 5 horas nas montanhas, com viagens ocasionais para Utah. Apesar de se exercitar muito, Bob sabe que esse tipo de treinamento não basta para que as pessoas comuns fiquem em boa forma. Por meio de suas viagens, palestras e *workshops*, ele mantém contato constante com pessoas de diferentes níveis de condições físicas.

Jean Anderson é formada em artes pela California State University, em Long Beach. Ela começou a correr e pedalar (e alongar-se) com Bob, em 1970. Desenvolveu um sistema de tirar fotografias de Bob fazendo alongamentos e, a partir daí, fazer desenhos de cada posição. Jean foi fotógrafa, ilustradora e editora da primeira edição "caseira" de *Alongue-se*. Atualmente, supervisiona a Stretching Inc., que atende a pedidos por reembolso postal, faz caminhadas e pedala para manter a forma.

CRÉDITOS DA EDIÇÃO AMERICANA

Editor
Lloyd Kahn

Editor colaborador
Robert Lewandowski

Gerente de produção
Rick Gordon

Projeto gráfico
Rick Gordon, Jean Anderson

Projeto de capa
David Wills

Diretor de arte
David Wills

Índice remissivo
Frances Bowles

Revisão
Robert Grenier

Modelos
Bob Anderson
Jean Anderson
Tiffany Anderson
Shari Boesel
Paul Comish
Kim Cooper
Debra Gentile
Karen Johnston
Bob Kahn
Will Kahn
Jim Melo
Justine Melo
Victoria Pollard
Christina Reski
Dave Roche
JoAnne Sercl
Kelsey Sercl
Shane Sercl
Mary Ann Shipstad
Shawntel Staab
Peggy Sterling
Joyce Werth

Hardware de produção
Apple Macintosh G5, Agfa Arcus II scanner, GCC Elite XL 20/600 laser printer, Epson Stylus Photo Pro 4800 printer

Software de produção
Adobe InDesign, Adobe Photoshop

Tipografia
Minion Pro, Myriad Pro, Lithos Pro

Gráfica
Courier, Inc., Kendallville, IN, USA

Especialista técnico de preimpressão eletrônica
J. Brent Marple, Courier, Inc.

Papel
60 lb. Rolland Opaque 30% FSC

Agradecimentos especiais às seguintes pessoas que, de alguma forma, nos ajudaram neste livro:

Joan Creed
Drake Jordan
Evan Kahn
Lesley Kahn
Mari Lillestol
O pessoal da Publishers Group West
Brian Roberts
Mary Sangster
George Young

leia também

ALONGUE-SE NO TRABALHO
Exercícios de alongamento para escritório e computador
Bob Anderson

Exercícios de alongamento destinados às pessoas que trabalham sentadas em escritórios, especialmente diante do computador, visando reduzir os males causados por essa atividade. Ilustrado, o livro traz sequências para braços, pescoço, dedos, mãos e pernas, além de recomendações sobre o design ergonômico adequado a escritórios.
REF. 10631   ISBN 978-85-323-0631-9

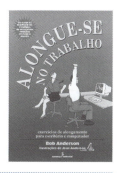

DE OLHO NA POSTURA
Cuide bem do seu corpo nas atividades do dia a dia
Christina Ribeiro e Victor Liggieri

Hoje, quatro milhões de brasileiros são submetidos a tratamento devido a dores provocadas pela postura incorreta. Porém, com atitudes simples e consciência corporal é possível mudar tal realidade. Nesta obra didática, totalmente ilustrada com fotografias, o leitor aprenderá a desempenhar as tarefas do cotidiano – como sentar-se, digitar, dirigir, escovar os dentes, carregar objetos pesados, cuidar do bebê – sem prejudicar a coluna e as articulações.
REF. 10704   ISBN 978-85-323-0704-0

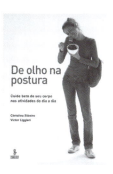

POSTURA CORPORAL
Um guia para todos
Angela Santos

Aplicação prática dos conhecimentos de anatomia e fisiologia dos ossos, músculos e articulações em reabilitação postural. Contém informações preciosas para profissionais e orientação acessível aos leigos interessados na prevenção e tratamento de desvios posturais.
REF. 10869   ISBN 978-85-323-0869-4

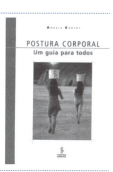

DESAFIOS DO CORPO PILATES
Na academia, em casa e no dia a dia
Brooke Siler

Um programa de condicionamento físico deve possibilitar força, flexibilidade e condicionamento cardiovascular. Partindo das práticas de Pilates no solo, descritas em O corpo Pilates, Brooke Siler demonstra neste livro de que forma esses objetivos podem ser atingidos em um mesmo programa de exercícios, além de propor formas de levar para o dia a dia, sob supervisão de um orientador, os princípios de controle corporal do Pilates.
REF. 10520   ISBN 978-85-323-0520-6

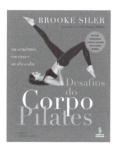

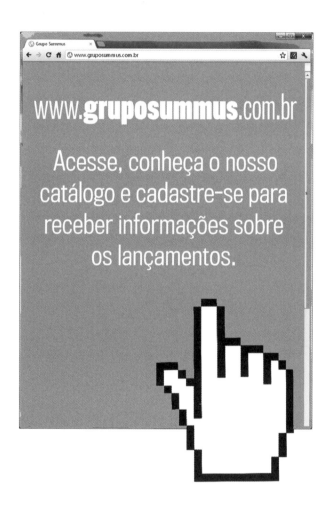

www.gruposummus.com.br